# 溫經湯

## 婦科溫補精華

楊建宇，王東紅，姜麗娟　主編

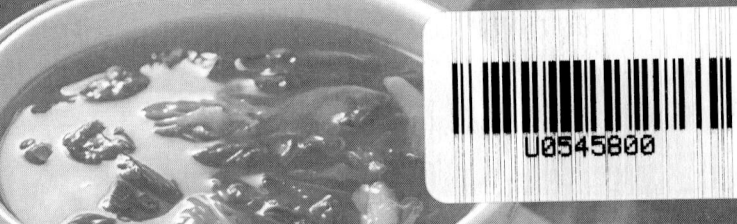

溫通散寒、活血祛瘀、滋陰養血
治療婦科虛寒雜病名方「溫經湯」

古今結合！引用歷代醫案與現代實證
從經方理論到臨床應用，全面剖析溫經湯的廣泛適用性

# 目錄

**上篇　經典回顧與理論基礎**

　　第一章　總論與概述……………………………… 007

　　第二章　臨床藥學理論基礎……………………… 023

　　第三章　方劑源流與基礎方論…………………… 039

**中篇　臨證探新與溫經湯方證**

　　第一章　溫經湯方證縱覽………………………… 053

　　第二章　溫經湯臨證思維要略…………………… 069

　　第三章　臨床應用與各論解析…………………… 083

**下篇　現代研究與經方運用**

　　第一章　現代實驗室研究概況…………………… 175

　　第二章　臨床應用研究與展望…………………… 205

**參考文獻**

目錄

# 上篇
## 經典回顧與理論基礎

　　本篇從三個部分對溫經湯進行論述：第一章第一節溯本求源部分從經方出處、方名釋義、藥物組成、使用方法、方歌等方面對其進行系統整理。第二節經方集注選取歷代醫家對經方的代表性闡釋。第三節類方簡析對臨床中較常用的溫經湯類方進行簡要分析。第二章對組成溫經湯的主要藥物的功效與主治，以及作用機制進行闡釋，對溫經湯的功效進行剖析。第三章對溫經湯的源流進行整理，對古代醫家方論和現代醫家方論進行論述。

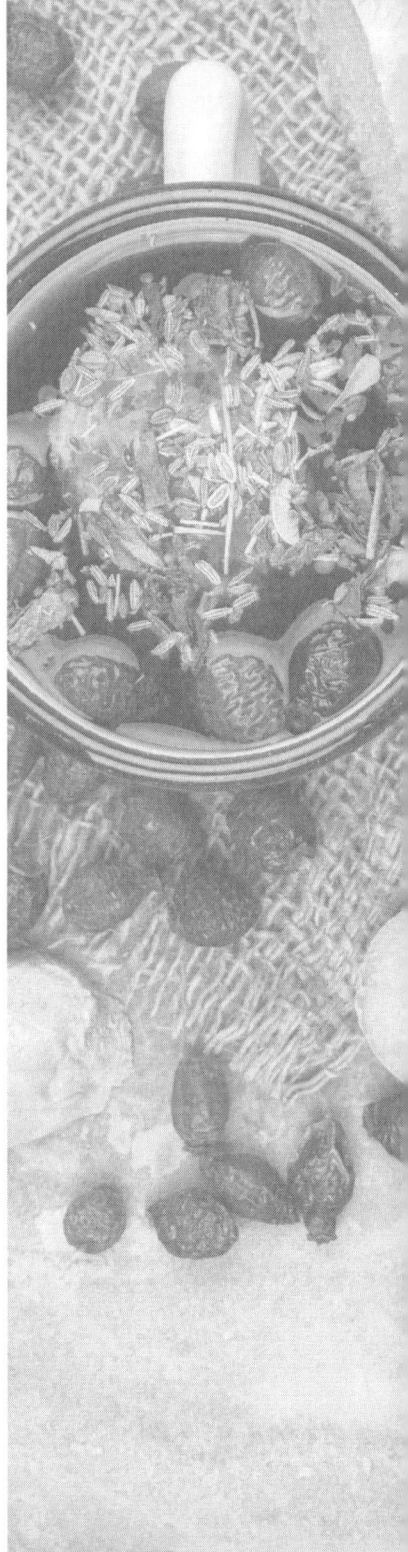

上篇　經典回顧與理論基礎

# 第一章
## 總論與概述

### 第一節　溯本求源

#### 一、經方出處

《金匱要略》

問曰：婦人年五十所，病下利，數十日不止，暮即發熱，少腹裏急，腹滿，手掌煩熱，唇口乾燥，何也？師曰：此病屬帶下，何以故？曾經半產，瘀血在少腹不去。何以知之？其證唇口乾燥，故知之。當以溫經湯主之。《金匱要略·婦人雜病脈證并治第二十二》

#### 二、方名釋義

本方命名為「溫經」者，因具有溫通經脈的作用。《素問·調經論》說：血氣者，喜溫而惡寒，寒則泣不能流，溫則消而去之。本方取名溫經，義或源此。方中吳茱萸、桂枝和當歸、白芍、阿膠同用，能溫經養血；半夏、麥冬、人參、甘草和川芎、牡丹皮同用，有潤燥、益氣、活血作用，合而用之，本方具有

溫經養血、活血袪瘀之效。由於患者為五十歲左右更年期婦女，又經半產流血，陰虛血少，在所難免。所以方中用當歸、白芍、阿膠、川芎以補血養血；累經不利，脾胃虛弱，勢所必然，又用人參、甘草、生薑、半夏以溫胃健脾；牡丹皮、川芎、桂枝以袪瘀活血；阿膠、麥冬不僅能滋陰、生津、補血，還可緩和生薑、桂枝、半夏之燥，諸藥合用，共奏補虛、袪瘀、散寒、調經的作用。

## 三、藥物組成

吳茱萸三兩，當歸、川芎、芍藥（白芍）、人參、桂枝、阿膠、丹皮、甘草各二兩，生薑三兩（一本二兩），半夏半升（一本一升），麥冬一升。（《金匱方歌括》）

## 四、使用方法

上十二味，以水一斗，煮取三升，分溫三服。亦主婦人少腹寒，久不受胎，兼治崩中去血，或月水來多，及至期不來。

## 五、方歌

溫經芎芍草歸人，膠桂丹皮二兩均，
半夏半升麥倍用，薑萸三兩對君陳。（《金匱方歌括》）

## 第二節　經方集注

問曰：婦人年五十所，病下利，數十日不止，暮即發熱，少腹裏急，腹滿，手掌煩熱，唇口乾燥，何也？師曰：此病屬帶下，何以故？曾經半產，瘀血在少腹不去。何以知之？其證唇口乾燥，故知之。當以溫經湯主之。《金匱要略·婦人雜病脈證并治第二十二》（19）

**趙以德**

《衍義》，下利不止，答屬帶下，何也？婦人二七天癸至，任脈通，太衝脈盛，月事以時下；七七太衝脈衰，天癸竭，道地不通，經水遂止。今年五十，經絕，胞門閉塞，衝任脈不復輸泄之時，所積瘀血，自胞門化為帶下；無所從出，大便屬陰，故就大便而下利矣。考《大全良方》集是方：出《千金》，治女人曾經小產，或帶下，三十六病。以或字分為二。《金匱》以帶下屬半產瘀血，豈帶下三十六病，無淫熱之實邪，而盡屬於瘀血虛寒哉？蓋為帶脈居身形之半，凡十二經絡，並奇經八脈，各挾寒熱之邪，過而傷之，動其衝任，則氣血為之不化，心腎為之不交，變成赤白漏下。治之必察始感何邪？何經受害？為虛為發何狀？脈見何象？令在寒暑？隨宜以起？以權變治之可也。豈概云三十六病盡切是方乎？終不若仲景之有原委，而可為後世法也。蓋小產是胞脈已虛，不能生新推陳，致血瘀積在下；而生發之氣起於下焦，固藏之政，亦司下焦，下焦瘀積在下而既結於陰，則上焦之

陽不入矣，遂成少腹裏急，腹滿；四臟失政，則五液時下；其陽至暮當行於陰，而不得入，獨浮於上，為發熱，為掌上熱，為唇口乾燥，故必開痹破陰結，引陽行下，皆吳茱萸主之，益新推陳；又，芎、歸為臣，丹皮佐之。然推陳藥固多，獨用丹皮者，易老謂其能治神志不足；血積胞中，心腎不交，非直達其處者，不能通其神志之氣。用半夏以解寒熱之結；阿膠、人參補氣血之不足；麥冬助丹皮引心氣入陰，又治客熱唇口乾燥；桂枝、生薑發達生化之氣；甘草益元氣，和諸藥。婦人小腹寒不受胎者，崩中去血，皆因虛寒結陰而陽不得入耳，盡可治之。設有脈沉數而陽乘陰者，亦為帶下不成孕，崩中去血等證，又烏可用是治之？必須脈辨也。（周揚俊《金匱玉函經二注》）

**吳謙**

婦人年已五十，衝任皆虛，天癸當竭，道地不通矣。今下血數十日不止，宿瘀下也。五心煩熱，陰血虛也。唇口乾燥，衝任血傷，不上榮也；少腹急滿，胞中有寒，瘀不行也。此皆曾經半產崩中，新血難生，瘀血未盡，風寒客於胞中，為帶下，為崩中，為經水愆期，為胞寒不孕。均用溫經湯主之者，以此方生新去瘀，暖子宮，補衝任也。（《醫宗金鑑》）

**尤在涇**

婦人年五十所，天癸已斷而病下利，似非因經所致矣，不知少腹舊有積血，欲行而未得遽行，欲止而不能竟止，於是下利窘急，至數十日不止。暮即發熱者，血結在陰，陽氣至暮不得入

於陰,而反浮於外也。少腹裏急腹滿者,血積不行,亦陰寒在下也。手掌煩熱,病在陰,掌亦陰也。唇口乾燥,血內瘀者不外榮也,此為瘀血作利,不必治利,但去其瘀而利自止。吳茱萸、桂枝、丹皮,入血散寒而行其瘀,芎、歸、芍藥、麥冬、阿膠,以生新血,人參、甘草、薑、夏,以正脾氣,蓋瘀久者榮必衰,下多者脾必傷也。(《金匱要略心典》)

## 李彣

婦人年五十,則已過七七之期,任脈虛,太衝脈衰,天癸竭,道地不通時也,所病下利,據本文帶下觀之,當是崩淋下血之證。蓋血屬陰,陰虛故發熱,暮亦屬陰也。任主胞胎,衝為血海,二脈皆起於胞宮而出於會陰,正當少腹部分,又衝脈挾臍上行,故任衝脈虛,則少腹裏急,有乾血,亦令腹滿。《內經》云,任脈為病,女子帶下瘕聚是也。手背為陽,手掌為陰,乃手三陰經過脈之處,陰虛,故掌中煩熱也。陽明脈挾口環唇,與衝脈會於氣街,皆屬於帶脈。《難經》云,血主濡之,以衝脈血阻不行,則陽明津液衰少,不能濡潤,故唇口乾燥,斷以病屬帶下,以曾經半產,少腹瘀血不去,則津液不布,新血不生,此唇口乾燥之所由生也⋯⋯

《內經》云,血氣者,喜溫而惡寒,寒則凝澀不流,溫則消而去之。此湯名溫經,以瘀血得溫即行也。方內皆補養氣血之藥,未嘗以逐瘀為事而瘀血自去者,此養正邪自消之法也。故婦人崩淋不孕,月事不調者,並主之。(《金匱要略廣注》)

**劉渡舟**

　　本條是論述瘀血引起崩漏的辨證論治。婦人年已五十歲左右，此時衝任皆虛，既往又曾經半產，則正氣雖虛而少腹瘀血未盡。血寒積結胞門，寒傷經絡，血不歸經，則腹滿裏急，崩漏下血數十日不止。夫崩漏則傷血耗陰，陰虛則生內熱，故暮即發熱，手掌發熱而心煩；陰津不能上潤，則唇口乾燥。

　　本病為衝任虛寒，少腹瘀血，引起崩漏不止等證。治以溫經湯溫氣濡血，調和衝任。方中吳茱萸、桂枝、生薑溫和肝胃，以暖胞門；當歸、川芎、芍藥、阿膠補血益陰，以補肝胃；丹皮配芍藥則涼血退熱；麥冬有潤燥續絕補養心肺之功；人參、甘草則補氣扶虛，以開化源；半夏降逆止咳而和胃氣。諸藥合用，可以暖宮溫經，補血去瘀，故亦治婦人少腹積寒，瘀血內停之崩漏下血，月經過多，至期不來，久不受胎等證。（《金匱要略詮解》）

## 第三節　類方簡析

　　張仲景《金匱要略》首創「瘀血」證名，並針對瘀血證創立十餘首活血化瘀方劑，如大黃䗪蟲丸、桂枝茯苓丸、鱉甲煎丸、下瘀血湯、抵當湯、紅藍花酒、當歸芍藥散等，用於治療蓄血證，瘀血內閉的經閉、腹痛、瘤積、癥瘕，寒氣凝結肝脈之陰狐疝氣等，以達破血逐瘀、活血通經止痛、消積化癥、破結通

利除病等多重治療目的，顯示了活血化瘀方藥在臨床應用中的獨特療效，其用藥思想對後世醫家具有重要影響。下面對溫經湯的代表性類方進行逐一分析。

## 1. 大黃䗪丸

組成：大黃十分（蒸），黃芩二兩，甘草三兩，桃仁一升，杏仁一升，芍藥四兩，乾地黃十兩，乾漆一兩，虻蟲一升，水蛭百枚，蠐螬一升，䗪半升。（《金匱要略》）

用法：上十二味，末之，煉蜜和丸小豆大，酒飲服五丸，日三服。

功用：攻逐瘀血，補中養陰。

主治：虛勞挾瘀證，凡久病正虛，血瘀結成癥積者皆可用之。

證治機制：舉世皆以參、芪、歸、地等為補虛，仲景獨以大黃、䗪等補虛，苟非神聖，不能行是法也。夫五勞七傷，多緣勞動不節，氣血凝滯，鬱積生熱，致傷其陰，世俗所稱乾血勞是也。所以仲景乘其元氣未漓，先用大黃、䗪、水蛭、虻蟲、蠐螬等蠕動啗血之物，佐以乾漆、生地、桃仁、杏仁行去其血，略兼甘草、芍藥以緩中補虛，黃芩以開通熱鬱，酒服以行藥勢，待乾血行盡，然後純行緩中補虛之功。（《張氏醫通》）

方解：方中大黃逐瘀攻下，清熱涼血；䗪破癥瘕、散瘀血

共為君藥。桃仁、乾漆、䗪蟲、水蛭、虻蟲活血通絡，攻逐瘀血，共為臣藥。黃芩清熱，助大黃除瘀熱；杏仁降氣，脾氣行則血行，助桃仁以潤燥；生地黃、芍藥養血滋陰，共為佐藥。甘草和中補虛，調和諸藥，為使藥。

方歌：

乾血致勞窮源委，緩中補虛治大旨。

蠐蛭百個蟅半升，桃杏虻蟲一升止。

一兩乾漆十地黃，更用大黃十分已。

三甘四芍二黃芩，五勞要證須用此。

此方世醫勿驚疑，起死回生大可恃。（《金匱方歌括》）

## 2. 桂枝茯苓丸

組成：桂枝、茯苓、牡丹（去心）、桃仁（去皮、尖，熬）、芍藥各等分。

用法：上五味，末之，煉蜜為丸，如兔屎大，每日食前服一丸，不知，加至三丸。

功用：活血，化瘀，消癥。

主治：妊娠胞阻因癥積下血之證。

證治機制：桂枝通利血脈，茯苓滲溼，且益心脾之氣；牡丹皮、桃仁活血祛瘀，牡丹皮還可清瘀血久鬱所化之熱；芍藥養血和營，即可治漏下所致之陰虧血少，又可祛瘀血而不傷新

血。該方廣泛用治瘀血為主的各種婦科疾病，並可作為各科瘀血病症的通用方。

方解：方中牡丹皮性味辛寒，本善通血脈中熱結，桂枝配牡丹皮，寒溫相濟，性較平和；且桂枝配芍藥調理陰與陽，茯苓配牡丹皮調理氣與血。至於桃仁，尤能消散凝血，溶化血塊。

方歌：

症痼未除恐害胎，胎安症去悟新裁。

桂苓甘芍桃同等，氣血陰陽本末該。(《金匱方歌括》)

## 3. 鱉甲煎丸

組成：鱉甲十二分（炙），烏扇三分（燒），黃芩三分，柴胡六分，鼠婦三分（熬），乾薑三分，大黃三分，芍藥五分，桂枝三分，葶藶一分，石韋三分（去毛），厚樸三分，牡丹五分（去心），瞿麥二分，紫葳三分，半夏一分，人參一分，䗪蟲五分（熬），阿膠三分（炙），蜂窠四分（熬），赤消十二分，蜣螂六分（熬），桃仁二分。(《金匱要略》)

用法：上二十三味為末。取煅灶下灰一斗，清酒一斛五斗，浸灰，候酒盡一半，著鱉甲於中，煮令泛爛如膠漆，絞取汁，內諸藥，煎為丸，如梧子大，空心服七丸，日三服。《千金方》用鱉甲十二片，又有海藻三分、大戟一分、䗪蟲五分，無鼠婦、赤消二味，以鱉甲煎和諸藥為丸。

功用：扶正祛邪，消症化結。

主治：主治瘧疾日久不癒，形成痞塊，結於脅下之瘧母。目前該方不獨專治瘧母，凡積聚屬於邪久不除者，如血吸蟲病、慢性肝病之肝脾腫大以及腹腔各種包塊、腫瘤等用之皆效。

證治機制：方中寒溫並用，攻補兼施，化痰行血，無所不備。而又以蟲蟻善走入絡之品，搜剔其蘊結之邪。柴、桂領之出表，硝、黃導之降裡。煅灶下灰清酒，助脾胃而溫運。鱉甲入肝絡而搜邪。空心服七丸，日三服者，取其緩以化之耳。(《成方便讀》)

方解：方中鱉甲化積塊，除寒熱，入肝絡而搜邪，灶下灰消瘀祛積，清酒活血通絡，三者共奏活血化瘀、軟堅消症之效；赤硝破堅散結，大黃攻積祛瘀，蟲、蜣蜋（蜣螂）、鼠婦、蜂窠（露蜂房）、桃仁、紫葳、牡丹皮、芍藥（白芍）破血逐瘀、軟堅消積，葶藶（葶藶子）、半夏、厚樸、瞿麥、石韋合用利水化溼消痰，乾薑、桂枝、黃芩、柴胡平調寒熱，人參補氣，阿膠補血。縱觀全方，寒熱並用，攻補兼施，升降結合，氣血津液同治。

方歌：

寒熱虛實相來往，全憑陰陽為消長。

天氣半月而一更，人身之氣亦相仿。

否則天人氣再更，邪行月盡差可想。

瘧病一月不能瘥，瘧母結成症瘕象。

《金匱》急治特垂訓，鱉甲赤硝十二分。

方中三分請詳言，薑芩扇婦樸韋問。

葳膠桂黃亦相均，相均端令各相奮。

君不見十二減半（六分數），柴胡蜣螂表裡部。

一分參藶二瞿（麥）桃（仁），牡夏芍䗪（蟲）分各五。

方中四分獨蜂窠，體本經清質水土。

另取灶下一斗灰，一斛半酒浸另取。

納（鱉）甲酒內煮如膠，絞汁煎藥（末）丸遵古。

空心七丸日服三，老瘧得此效桴鼓。（《金匱方歌括》）

## 4. 下瘀血湯

組成：大黃二兩（一本三兩），桃仁二十枚，䗪蟲二十枚（熬，去足）。（《金匱要略》）

用法：上三味，末之，煉蜜合為四丸，以酒一升，煎一丸，取八合，頓服之。新血下如豚肝。

功用：破血逐瘀。

主治：產後瘀滯腹痛。

證治機制：方中大黃蕩滌瘀血，桃仁活血化瘀，䗪蟲逐瘀破結，三藥合用，破血之力峻猛，為防傷正，故以蜜為丸，用酒煎服。本方亦可治療瘀血內結之經水不利。現代多用本方治療

產後惡露不盡、閉經及慢性肝炎、肝硬化之肝脾腫大、跌打損傷等多種瘀血病症。

方解：大黃、桃仁、蟅蟲下血之力頗猛，用蜜丸者，緩其性不使驟發，恐傷上二焦也。酒煎頓服者，補下治下制以急，且去疾唯恐不盡也。(《金匱要略心典》)

方歌：

臍中著痛瘀為殃，廿粒桃仁三兩黃。

更有蟅蟲二十個，酒煎大下亦何傷。(《金匱方歌括》)

## 5. 抵當湯

組成：水蛭三十個（熬），虻蟲三十枚（熬，去翅足），桃仁二十個（去皮、尖），大黃三兩（酒浸）。

用法：上四味，為末，以水五升，煮取三升，去滓，溫服一升。

功用：破血、逐瘀、通經。

主治：瘀血內結成實之經閉不通。

證治機制：方中水蛭、虻蟲直入血絡，善破血逐瘀，桃仁活血化瘀，大黃瀉熱導瘀，四藥共奏破血逐瘀之效。現代臨床除了以本方活血調經外，還廣泛用於內科多種氣血瘀結的病症。

方解：方用虻蟲、水蛭，一飛一潛，吮血之物也。在上之熱隨經而入，飛者抵之；在下之血為熱所瘀，潛者當之。配

桃核之仁、將軍之威，一鼓而下，抵據大敵。四物當之，故曰抵當。

方歌：

大黃三兩抵當湯，裡指任衝不指胱。

蛇蛭桃仁各三十，攻其血下定其狂。(《長沙方歌括》)

## 6. 紅藍花酒

組成：紅藍花一兩。(《金匱要略》)

用法：上一味，以酒一大升，煎減半，頓服一半。未止再服。

功用：活血行瘀，利氣止痛。

主治：風邪侵入腹中，與血氣相搏，以致血滯不行之腹中刺痛。

證治機制：張仲景此方治風卻不用祛風藥，而逕用活血藥反達祛風之目的，是「治風先治血，血行風自滅」的最好例證。

方解：方中紅藍花活血止痛，酒活血通絡。

方歌：

六十二風義未詳，腹中刺痛勢徬徨。

治風先要行其血，一兩藍花酒煮嘗。

## 7. 當歸芍藥散

組成：當歸三兩，芍藥一斤，茯苓四兩，白朮四兩，澤瀉半斤，川芎半斤（一作三兩）。《金匱要略》

用法：上六味，杵為散，取方寸匕，酒和，日三服。

功用：養血調肝，健脾利溼，養血益脾。

主治：婦女懷孕後肝脾不和之腹痛及痛經因氣滯血瘀水阻者。月經不調、帶下、產後諸雜症若符合氣血不調，水溼內停的病機皆可應用。

證治機制：此與胞阻痛者不同，因脾土為木邪所剋，穀氣不舉，濁淫下流，以塞搏陰血而痛也。用芍藥多他藥數倍以瀉肝木，利陰塞，以與芎、歸補血止痛；又佐茯苓滲溼以降於小便也；白朮益脾燥溼，茯、澤行其所積，從小便出。蓋內外六淫，皆能傷胎成痛，不但溼而已也。（《金匱玉函經二注》）

疼痛者，綿綿而痛，不若寒疝之絞痛，血氣之刺痛也。乃正氣乃不足，使陰得乘陽，而水氣勝上，脾鬱不伸，鬱而求伸，土氣不調，則痛綿綿矣。故以歸、芍養血，苓、朮扶脾，澤瀉瀉其餘之舊水，芎藭暢其欲遂之血氣。不用黃芩，疼痛因虛，則稍挾寒也。然不用熱藥，原非大寒，正氣充則微寒自去耳。（《金匱要略論注》）

方解：方中重用芍藥以斂肝止痛；用白朮、茯苓以健脾益氣；合澤瀉淡滲利溼；佐當歸、川芎調肝養血。諸藥合用，共奏調

和肝脾、補虛滲溼之功。

方歌：

妊娠疼痛勢綿綿，三兩歸芎潤且宣。

芍藥一斤澤減半，朮苓四兩妙盤旋。（《金匱方歌括》）

上篇　經典回顧與理論基礎

# 第二章
## 臨床藥學理論基礎

### 第一節　主要藥物的功效與主治

　　溫經湯由吳茱萸、當歸、川芎、芍藥、人參、桂枝、牡丹（去心）、阿膠、生薑、甘草、半夏、麥冬（去心）12味藥物組成，現對主要藥物的功效與主治進行分析。

### 一、吳茱萸

　　吳茱萸，性味辛、苦、熱，有小毒；歸入肝、脾、胃、腎經。具有散寒止痛，降逆止嘔，助陽止渴的功效。

　　主治：厥陰頭痛、寒溼腹痛、寒溼腳氣、痛經、經行腹痛、脘腹脹痛、嘔吐吞酸、五更泄瀉、外治口瘡。

### 二、桂枝

　　桂枝，性味辛、甘、溫；歸膀胱、心、肺經。

　　具有散寒解表；溫通經脈；通陽化氣的功效。

主治：風寒表證，寒溼痹痛，四肢厥冷，經閉痛經，症瘕結塊，胸痹，心悸，痰飲，小便不利。

也有學者認為，張仲景方中的桂枝應是現代的肉桂，可參。

## 三、生薑

生薑，性味辛、溫；入肺、胃、脾經。具有發表，散寒，止嘔，開痰的功效。

主治：感冒風寒，嘔吐，痰飲，喘咳，脹滿，泄瀉；解半夏、天南星及魚蟹、鳥獸肉毒。

## 四、人參

人參，性味甘、微苦、溫；入脾、肺、心經。具有能大補元氣，固脫生津，安神的功效。

主治：勞傷虛損，食少，倦怠，反胃吐食，大便滑泄，虛咳喘促，自汗暴脫，驚悸，健忘，眩暈頭痛，陽痿，尿頻，消渴，婦女崩漏，小兒慢驚，及久虛不復，一切氣血津液不足之證。

## 五、半夏

半夏，性味辛、溫，有毒；歸脾、胃、肺經。具有燥溼化痰，降逆止嘔，消痞散結的功效。

主治：痰多咳喘，痰飲眩悸，風痰眩暈，痰厥頭痛，嘔吐反胃，胸脘痞悶，梅核氣；生用外治癰腫痰核。薑半夏多用於降逆止嘔。

## 六、當歸

當歸，性味甘、辛、苦、溫；歸肝、心、脾經。具有補血，活血，調經止痛，潤燥滑腸的功效。

主治：血虛諸證，月經不調，經閉，痛經，症瘕結聚，崩漏，虛寒腹痛，痿痹，肌膚麻木，腸燥便難，赤痢後重，癰疽瘡瘍，跌仆損傷。

## 七、芍藥

芍藥，性味苦、酸、微寒；歸肝、脾經。具有養血和營，緩急止痛，斂陰平肝的功效。

主治：月經不調，經行腹痛，崩漏，自汗，盜汗，脅肋脘腹疼痛，四肢攣痛，頭痛，眩暈。

芍藥在現代臨床中有白芍、赤芍之分，諸多醫家認為張仲景所用之芍藥多是赤芍而非白芍，臨床可參。

## 八、川芎

川芎，性味辛、溫；歸肝、膽、心包經。具有活血祛瘀，行氣開鬱，祛風止痛的功效。

主治：月經不調，經閉痛經，產後瘀滯腥痛，症瘕腫塊，胸脅疼痛，頭痛眩暈，風寒溼痹，跌仆損傷，癰疽瘡瘍。

## 九、牡丹皮

牡丹皮，性味辛、苦、涼、微寒；歸心、肝、腎、肺經。具有清熱，活血散瘀的功效。

主治：溫熱病熱入血分，發斑，吐衄，溫病後期熱伏陰分發熱，陰虛骨蒸潮熱，血滯經閉，痛經，癰腫瘡毒，跌仆傷痛，風溼熱痹。

## 十、麥冬

麥冬，性味甘、微苦、寒；歸肺、胃、心經。具有滋陰潤肺，益胃生津，清心除煩的功效。

主治：肺燥乾咳，肺癰，陰虛勞嗽，津傷口渴，消渴，心煩失眠，咽喉疼痛，腸燥便祕，血熱吐衄。

## 十一、阿膠

阿膠，性味甘、平；歸肝、肺、腎經。具有補血，止血，滋陰，潤燥的功效。

主治血虛證，虛勞咯血，吐血，尿血，便血，血痢，妊娠下血，崩漏，陰虛心煩失眠，肺虛燥咳，虛風內動之痙厥抽搐。

## 十二、甘草

甘草，性味甘、平；入脾、胃、肺經。具有和中緩急，潤肺，解毒，調和諸藥的功效。

主治：炙用，治脾胃虛弱，食少，腹痛便溏，勞倦發熱，肺痿咳嗽，心悸，驚癇；生用，治咽喉腫痛，消化性潰瘍，癰疽瘡瘍，解藥毒及食物中毒。

## 第二節　主要藥物的作用機制

### 一、吳茱萸

《神農本草經》：主溫中下氣，止痛，咳逆寒熱，除溼血痺，逐風邪，開腠理。

《名醫別錄》：主去痰冷，腹內絞痛，諸冷、實不消，中惡，心腹痛，逆氣，利五臟。

《珍珠囊補遺藥性賦》：咽嗌寒氣噎塞而不通；胸中冷氣閉塞而不利；脾胃停冷腹痛而不住；心氣刺痛成陣而不止。

《本草綱目》：殺惡蟲毒，牙齒蟲。

《日華子本草》：健脾通關節……治腹痛，腎氣，腳氣，水腫，下產後餘血。

《本草經疏》：嘔吐吞酸，屬胃火者，不宜用。咳逆上氣，非風寒外邪及冷痰宿水所致，不宜用。腹痛屬血虛有火者，不宜用。赤白下痢，病名滯下，因暑邪入於腸胃，而非酒食生冷，停滯積垢者，不宜用。小腸疝氣，非驟感寒邪，及初發一二次者，不宜用。霍亂轉筋，由於脾胃虛弱冒暑所致，而非寒溼生冷干犯腸胃者，不宜用。一切陰虛之證，及五臟六腑有熱無寒之人，法所咸忌。

考張仲景之用吳茱萸，上至巔頂，下徹四肢，上治嘔逆，下治下利；所創吳茱萸湯應用廣泛，吳茱萸用量多達一升，治肝胃虛寒，寒飲上逆之「嘔而胸滿」。溫經湯中吳茱萸三兩，配桂枝溫養血脈，配生薑暖肝和胃，既能發陽明經氣，又能散肝經寒邪，使當歸、芍藥、川芎、阿膠養肝血而不壅滯，止漏下而不留瘀，總以遵溫養經脈的大原則。

## 二、桂枝

桂枝是解表藥中的發散風寒藥。功效為發汗解表，溫通經脈，通陽化氣。本湯證中，主要取其通陽之功，溫化痰飲解小

便不利之症,常與茯苓配伍應用。

桂枝證的舌象,張仲景未提及,根據臨床經驗,桂枝證多見舌質淡紅或暗紅,舌體較柔軟,舌面溼潤,舌苔薄白,著者稱為「桂枝舌」。如舌紅而堅老者,或舌苔厚膩而焦黃者,或舌質紅絳而無苔者,則桂枝一般不宜使用。

張仲景使用桂枝有三個劑量階段,大劑量(五兩)治療心悸動、奔豚氣等;中等劑量(三四兩)治療腹痛或身體痛;小劑量(二兩)多配伍麻黃治療身體痛、無汗而喘等。所以桂枝用於心臟病必須量大,可用 12～15g,甚至高達 30g。

桂枝在《傷寒論》、《金匱要略》中,常與甘草、茯苓配伍,主治氣上衝感,如臍下悸、心下悸、氣從小腹上衝胸等,如茯苓桂枝甘草大棗湯、茯苓澤瀉湯、茯苓桂枝白朮甘草湯;桂枝與甘草、麻黃相配伍,主治發熱惡寒、無汗、身痛,如麻黃湯,大青龍湯;桂枝與甘草、附子配伍,主治身體疼痛、關節屈伸不利、惡風汗出,如桂枝去芍藥湯、甘草附子湯;桂枝與芍藥配伍,主治自汗出、氣上衝、腹痛、羸瘦而悸者,如桂枝湯、小建中湯。張仲景在溫經湯中用桂枝溫上、中、下三焦,溫通人體內外,溫經散寒,通行血脈,和吳茱萸合用,助吳茱萸溫通經脈,助心陽,溫脾陽,溫腎陽以驅寒邪,故與吳茱萸共為君藥。

## 三、生薑

生薑與半夏配伍，主治噁心、嘔吐、吐涎沫而不渴者，如小半夏湯；與橘皮配伍，主治呃逆、噯氣、噁心者，如橘皮湯。溫經湯中生薑，為辛溫之品，溫裡散寒，與半夏合用，溫中和胃，以助生化，共為佐藥。

生薑是解表藥中的發散風寒藥。功效為發汗解表、溫中；止嘔、解毒。可用治感冒輕症，為止嘔要藥，治療胃寒嘔吐，配伍半夏、黃連等，可治胃熱嘔吐。本湯證中，主要配半夏以止嘔惡，且制半夏之毒。

生薑所主治的噁心嘔吐，多伴有口內多稀涎，或吐出清水，患者口不乾渴，甚至腹中有水聲漉漉。生薑配大棗理虛和胃，一可增加食慾，以恢復體力，如桂枝湯類方必用薑棗，二可防苦藥敗胃。

生薑的用量，凡專用於嘔吐者，量宜大，張仲景常用五兩至半斤；若用於健胃理虛，則常用三兩。生薑偏於嘔吐，乾薑偏於腹瀉。

## 四、人參

人參是補虛藥中的補氣藥。功效為大補元氣，補肺益脾，生津，安神。既可用於久病氣虛，又能用於急救虛脫，為補虛扶正的要藥。補氣作用較強，一般不用於實證。考張仲景時期

的人參,為上黨人參,今已絕種,現代醫家多用黨參代之。黨參性味歸經與人參同。除大補元氣外,其他功效與人參似。既可補脾胃而益肺氣,又能益氣以補血,主要用於脾胃虛弱及氣血兩虧等證。又可用於虛實相兼之證,如虛火外感,可與解表藥同用;體虛裡實,可與攻下藥配伍,都是用以扶正祛邪。本方證中,正是取參之扶正祛邪作用。

根據古代應用人參的經驗,使用人參的客觀指徵有以下四個方面:第一是脈象,由大變小,由浮轉沉,由弦滑洪大轉為微弱;第二是體形,逐漸消瘦,古人所謂的虛羸,就是對身體極度消瘦的一種描述。消瘦之人,其上腹部才變得扁平而硬,所謂「心下痞硬」。第三是舌面,舌面多乾燥,患者有渴感。根據經驗,其舌苔多見光剝,舌體多瘦小而紅嫩。第四是面色,面色萎黃或蒼白,並無光澤,即為枯瘦。

張仲景用人參與半夏相配伍,主治嘔吐或噯氣不止,心下痞硬,如大半夏湯、旋覆代赭湯;配伍麥冬和甘草,治療大逆上氣,咽喉不利,如麥冬湯;配伍石膏、知母主治身體熱,大汗出,口大渴,如白虎加人參湯;另配伍生薑、甘草,或乾薑,主治嘔吐,下利,如半夏瀉心湯、吳茱萸湯、理中湯。總而言之,張仲景用人參是用於氣液不足所出現的虛損性腸胃症狀,如不欲飲食,嘔吐不止,心下痞硬,下利等,常於汗、吐、下後發生。溫經湯中人參與甘草配伍,能益氣補中而資生化之源,陽生陰長,氣旺血充。與生薑配伍,溫胃散寒,可治

下利。溫經湯方中人參與半夏相配伍，在此應是通降胃氣而散結，有助於祛瘀通經。人參與麥冬配伍，可補脾胃氣液，治療陰血虛損所致的唇口乾燥。

## 五、半夏

半夏是止咳化痰平喘藥中的溫化寒痰藥。功效為燥溼化痰，消痞散結，降逆止嘔。化痰力佳，為治各種痰症要藥。降逆止嘔良藥。除適用於痰飲嘔吐之外，與人參配伍尚可用於胃虛嘔吐。生半夏有毒，多以生薑炮製。

張仲景善用半夏眾所周知，配生薑治療痰飲或胃寒嘔吐，如小半夏湯、生薑半夏湯；配人參、白蜜治療胃氣虛嘔吐，如大半夏湯；配人參、麥冬治療胃氣陰兩虛，氣逆嘔吐，如麥冬湯；皆取半夏降逆調理氣機之功。有研究指出去半夏而用溫經湯者，出現鼻衄，加半夏則改善。此因上熱不得下降，熱因而逆上所致。張仲景溫經湯用半夏，辛溫入脾胃，可通降胃氣而平衝降逆，治療上燥下寒的徵象，又與人參、甘草相配伍，健脾和胃，有助於祛瘀調經。

## 六、當歸

張仲景在其著作中，配有當歸的方主要用於治療腹痛，尤其是婦人腹痛，兼治崩漏。主治婦女月經不調，崩漏下血，妊

娠腹痛，胎動不安，產後虛羸，以及血虛受寒，手足厥冷等病症。如膠艾湯中運用當歸的養血、補血、調經止痛之功來治療婦女衝任虛損，崩漏不止，或妊娠腹痛，或妊娠下血，或產後下血不絕等；如當歸芍藥散運用當歸養血安胎的作用來治療妊娠腹痛；如當歸散用於血虛有熱的胎動不安等；如內補當歸建中湯主治產後虛羸不足，腹中隱痛不已；如《傷寒論》當歸四逆湯，治血虛受寒所致的手足厥冷，以及寒入經絡，腰腹疼痛等。當歸甘溫補血養血，辛溫散寒通脈，主血虛有寒證，最為相宜。治腹痛多配芍藥，崩漏者多配阿膠、地黃，手足厥冷者多配桂枝、細辛。

## 七、芍藥

芍藥有解肌和營之功，張仲景常用芍藥與桂枝相配伍，有調和營衛、解肌發汗的作用，如桂枝湯。張仲景用芍藥治療痛證的範圍甚廣，諸如各種性質的腹痛、痺痛、周身體痛、尤以肢體攣急性的疼痛為主，如芍藥甘草湯。用芍藥與附子或桂枝等辛熱回陽之品配伍，可治陽微身痛，或中虛腹痛，動悸脈弱，如芍藥甘草附子湯、芍藥甘草桂枝湯。芍藥還有養陰補血之功，與當歸、阿膠配伍，適用於血虛、虛勞、婦科產後諸虛，如當歸四逆湯。故溫經湯中用當歸、川芎、芍藥，俱入肝經，能養血調經，活血祛瘀，而治血虛腹痛諸證。

## 八、川芎

　　川芎辛溫香燥，走而不守，既能行散，上行可達巔頂；又入血分，下行可達血海，為血中之氣藥。活血祛瘀作用廣泛，適宜瘀血阻滯各種病症；祛風止痛，效用甚佳，可治頭風頭痛、風溼痹痛等症。「《千金》內補當歸建中湯條下有若無當歸，以芎藭代之」的說法，所以其使用指徵與當歸相似，也是主治腹痛，兼治心下痛，頭痛。如白朮散，治心下毒痛；如酸棗仁湯治頭痛不得眠。此知川芎所治的腹痛範圍較廣，可以涉及胸痛，甚至頭痛。在溫經湯方中的用法還是以腹痛為主。

## 九、牡丹皮

　　張仲景用牡丹皮治療少腹痛而出血者，少腹部按之較硬且疼痛，其出血多為下部出血，如便血、尿血，尤其與婦人的月經相關，或崩中，或漏下，如溫經湯、桂枝茯苓丸。如出血少而腹不痛者，則配伍阿膠、地黃，如黃土湯、膠艾湯；後世醫家用牡丹皮取其「涼血而不留瘀，活血而不妄行」的功效，由此觀溫經湯用之，於大劑溫藥中反佐少量涼藥，意在溫經而不化燥，並可活血祛瘀血而退虛熱，治療瘀熱所致的唇口乾燥、煩熱等症。

## 十、麥冬

麥冬善養肺胃之陰，而清虛熱，可治療肺胃陰虛引起的口乾鼻燥。與半夏配伍，治胃陰不足引起的氣逆咳嗽嘔吐，咽喉乾燥疼痛，如麥門冬湯、竹葉石膏湯；與人參、甘草配伍，主治虛勞羸瘦少氣，如炙甘草湯、山藥丸。張仲景溫經湯用麥冬，證見於「病下利，數十日不止」的老婦人，則其人羸瘦可知。故與人參、甘草配伍，養脾胃氣陰，共治虛勞；與半夏配伍治療肺胃氣陰不足引起的氣逆上燥之症。

## 十一、阿膠

張仲景使用阿膠，必見血證，如內補當歸建中湯條下有「若去血過多，崩傷內衄不止，加地黃六兩，阿膠二兩」是阿膠用法的最明確的指示。血證又以便血、子宮出血、尿血為主。便血或先便後血，或為血便，多配黃芩、黃連，用量宜大，如白頭翁加甘草阿膠湯、黃土湯；治子宮出血，多配當歸、地黃，如膠艾湯、內補建中湯；治療尿血多配伍滑石、豬苓，用量不宜過大，如豬苓湯。此外阿膠是血肉有情之品，為補血要藥。故遇虛勞諸不足，氣血俱虛之人，多配人參、麥冬、甘草，如炙甘草湯、山藥丸。張仲景溫經湯用阿膠，一則治「病下利，數十日不止」之證，二則固本求源，養肝血滋腎陰，滋陰潤燥，養血而瘀自去。

## 第三節　溫經湯的功效與主治

《金匱要略》溫經湯可以說是張仲景以因虛、積冷、結氣的理論基礎，根據女性衝任虛寒兼瘀血內停的病理特點，創立的暖宮祛瘀、養血溫通的方法，所以清代陳修園在《女科要旨》中說，心生血，肝藏血，衝、任、督三脈俱為血海，為月信之原，而其統主則唯脾胃，脾胃和則血自生，謂血生於水穀之精氣也，若精血之來，前後、多少、有無不一，謂之不調，不調則為失信矣。因此把調理脾胃、溫經散寒、行氣活血等，參照女性生理特點和病理變化，結合臨證病例，十二味藥物組成的溫經湯，對女性衝任虛弱、胞宮虛寒、氣血虧虛所引起的月經先後期不調、月經量的多或是少、崩漏、痛經、閉經、不孕、症瘕等婦科雜病均可治療。所以，以順其治療因虛、積冷、結氣的方法，而不泥組方的原則。

後世醫家在本方基礎上，臨床辨治，靈活變通，隨證加減，可說泛用無窮，對崩漏偏寒者吳茱萸重用，牡丹皮減量；崩漏偏虛者重用人參；崩漏偏熱者牡丹皮重用，吳茱萸減量；崩漏偏瘀者加小茴香、附子，生薑改炮薑；閉經偏瘀甚者加桃仁、紅花、丹參；閉經偏氣虛者重用黨參加黃耆；閉經偏血虛者加熟地黃、雞血藤；痛經偏濕勝兼困倦乏力者加蒼朮、茯苓、鹿角霜；痛經偏寒凝者去麥冬、阿膠，加艾葉、烏藥、小茴香；偏氣虛者黃耆；偏瘀重者益母草、丹參。月經不調偏陽氣虛者

加附子;偏漏下色淡不止者去牡丹皮加艾葉、熟地黃;月經不調偏小腹冷痛甚者去牡丹皮、麥冬,加艾葉或肉桂;偏氣虛者加黃耆、山藥、茯苓、白朮、黨參。不孕而偏腎陽虛者去麥冬、牡丹皮可加淫羊藿、巴戟天、補骨脂、紫石英、仙茅、花椒、小茴香、艾葉、肉蓯蓉、附子;偏腎陰虛者桂枝、吳茱萸可減量;偏下焦虛寒較重者減麥冬、牡丹皮,桂枝易肉桂,生薑可易乾薑;偏輸卵管不通、少腹氣滯血瘀痛甚者加香附、烏藥、丹參、水蛭、路路通。

上篇　經典回顧與理論基礎

# 第三章
## 方劑源流與基礎方論

### 第一節　源流

　　「感往昔之淪喪，傷橫夭之莫救，乃勤求古訓，博採眾方，撰用《素問》、《九卷》、《八十一難》、《陰陽大論》、《胎臚藥錄》，並平脈辨證，為《傷寒雜病論》，合十六卷。」這是張仲景在序裡的一段話，闡述了傷寒論的理論根源，首推《黃帝內經》。

#### 1.《黃帝內經》的啟示

　　依據張仲景原文，此條為一病歷討論：一個五十多歲婦人，幾十天下利不止，傍晚就發熱，小腹拘急不舒，自覺腹部脹滿，手掌苦於熱，唇口乾燥。表面看似乎是脾胃的問題，似乎還一派熱象，且不論是實熱還是虛熱，張仲景卻回答說，此病屬婦科的疾病。如此果斷的回答是有依據的，《素問‧上古天真論》：「女子……七七，任脈虛，太衝脈衰少，天癸竭，道地不通，故形壞而無子也。」本病例首句提出婦人年五十所，正是《黃帝內經》所論的天癸盡，任衝脈虛衰的時候，現代醫學稱為

「圍停經期」，這個時期的婦人身體發生很大的變化。又問何以故？張仲景回答為，曾經半產，瘀血在少腹不去。病機又複雜了一步，任衝脈衰而無力加上瘀血久留不去，正所謂「血不利則為水」，下利的原因又有了一層深入。

後世有醫家懷疑下利當為下血，有程雲來、吳謙、陳修園等，還有《金匱要略》第五、第六、第七版教材皆認同。尤在涇、朱光被、曹穎甫分析有理，雖說各家學說各有其詞，但是本文的後話不可忽略。「兼取崩中去血，或月水來過多，及至期不來」，所以探究張仲景的原意，若是下血，後方何需多言？何需拿來討論？亦有人認為，此下血為漏下，與方後語的崩血相對照。然而，第十二條，「婦人陷經，漏下，黑不解，膠薑湯主之」，這才是關於漏下的原文，張仲景之文用竹簡流傳，字字珠璣，而且醫聖的醫道、文筆非常人所及，所以「下利」毋庸置疑！

《靈樞》最早稱《九卷》，是張仲景學醫治病的熟讀經書。《靈樞·經脈》：「黃帝曰：人始生，先成精……經脈者，所以能決死生，處百病，調虛實，不可不通。」《靈樞·經別》：「夫十二經脈者，人之所以生，病之所以成，人之所以治，病之所以起，學之所始，工之所止也，粗之所易，上之所難也。」張仲景對經絡的研究和運用可謂深入淺出。

「脾足太陰之脈……食不下……心下急痛，溏瘕泄……」、「腎足少陰之脈……口熱舌乾，咽腫上氣，嗌乾及痛……

腸……」、「肝足厥陰之脈……婦人少腹腫,甚則嗌乾,面塵脫色……胸滿,嘔逆,飧泄……」、「肺手太陰之脈……掌中熱……」、「心手少陰之脈……嗌乾……掌中熱痛……」、「心主手厥陰心包絡之脈……手心熱……掌中熱……」、「胃足陽明之脈……胃中寒則脹滿……」由此可見,熱非實熱,為陰虛之熱,寒為肝脾腎之虛寒,故下利,外加曾經半產瘀血阻滯,新血難生,津液難布,加重肺胃陰虛,導致口唇乾燥,最終為上燥下寒的徵象。

## 2.《難經》的啟示

第二十八難曰:「任脈者,起於中極之下,以上毛際,循腹裡,上關元,至喉咽。衝脈者,起於氣衝,並足陽明之經,夾臍上行,至胸中而散也。帶脈者,起於季脅,轉身一周……其受邪氣,畜則腫熱,砭射之也。」任脈為「陰脈之海」,衝脈為「十二經之海」、「血海」,帶下病主要責之衝、任二脈。而衝脈的交會穴有會陰、陰交（任脈）,氣衝（胃經）,橫骨、大赫、氣穴、四滿、中注、肓俞、商曲、石關、陰都、通谷、幽門（腎經）。

第二十九難曰:「衝之為病,逆氣而裏急……任之為病,其內苦結,男子為七疝,女子為瘕聚。帶之為病,腹滿,腰溶溶若坐水中。」可見,衝、任二脈息息相通,帶脈約之,且衝脈與足陽明胃經、足少陰腎經交會緊密連繫。臨床上,張仲景靈活運用,衝任帶的病大都從胃經入藥平衝降逆、溫腎經以補衝任。

## 3.《神農本草經》的啟示

　　吳茱萸三兩為君藥,「主溫中下氣,止痛,咳逆寒熱,除溼血痺,逐風邪,開腠理」。藥性為辛、苦、熱,有小毒;歸肝、脾、腎三經;功能散寒止痛,降逆止嘔,助陽止瀉。此一藥溫三經,既散肝腎之寒,溫通衝任,又溫脾益腎,解決下利的根本問題,還解決了寒凝不通之痛;接著張仲景用當歸、川芎、芍藥(四物去熟地黃)為臣,補血活血兼緩急止痛,解決了不榮之痛和化瘀的問題;血藥之後配伍氣藥人參,補五臟,安精神,定魂魄,止驚悸,除邪氣,明目,開心益智,氣行則血行;張仲景巧用桂枝在《金匱要略》、《傷寒論》中溫上、中、下三焦,溫人體內外,調和陰陽營衛,此處桂枝為臣,助吳茱萸溫通經脈,助心陽、溫脾陽、溫腎陽、散寒邪;阿膠是血肉有情之品,補血要藥,主心腹內崩,勞極灑灑如虐狀,腰腹痛,四肢痠痛,女子下血,安胎。本品黏膩礙胃,加上衝脈本虛寒,逆氣衝胃,故選生薑固護胃體保其運化,補而不壅;張仲景善用半夏眾所周知,如配生薑治療痰飲或胃寒嘔吐的小半夏湯,配人參、白蜜治療胃氣虛嘔吐的大半夏湯;配人參、麥冬治療胃陰虛嘔吐⋯⋯皆取半夏降逆調理氣機之功。

## 第二節 古代醫家方論

**巢元方**

　　婦人年五十所，病下利，數十日不止，暮發熱，小腹裏急痛，腹滿，手掌煩熱，唇口乾燥。此因曾經半產，瘀血在小腹不去，此疾必帶下。所以知瘀血者，唇口燥，即是其證。(《諸病源候論》)

**孫思邈**

　　崩中下血，出血一斛，服之即斷，或月經來過多，及過期不來者，服之亦佳。(《備急千金要方》)

**王燾**

　　溫經湯，療崩中去血一斗，服之即斷，月水過期不來者，服之亦佳方。吳茱萸三兩，麥門冬一升(去心)，半夏八兩，當歸、川芎、人參、芍藥、牡丹、桂心、阿膠(炙)、生薑、甘草各二兩(炙)。上十二味，切，以水一斗，煮取三升，分服。(《外臺祕要》)

　　太平惠民和劑局：溫經湯，治衝任虛損，月候不調，或來多不斷，或過期不來，或崩中去血，過多不止。又治曾經損娠，瘀血停留，少腹急痛，發熱下利，手掌煩熱，唇乾口燥。及治少腹有寒，久不受胎。阿膠(蛤粉碎炒)、當歸(去蘆)、川芎、人參、肉桂(去粗皮)、甘草(炒)、芍藥、牡丹皮各二兩，半夏(湯洗七次)二兩半，吳茱萸(湯洗七次，焙，炒)三兩，

麥門冬（去心）五兩半。上為粗末。每服三錢，水一盞半，入生薑五片，煎至八分，去渣，熱服，空心，食前服。（《太平惠民和劑局方》）

## 佚名

溫經湯，治婦人曾經小產，成帶三十六病，腹脹，唇口乾，日晚發熱，小腹急痛，手足煩熱，大腸不調，時泄利，經脈不勻，久不懷妊方。（《產寶諸方》）

## 王璆

正經湯，熟乾地黃（半兩），人參、桂心、半夏（湯洗七次）、白芍藥、牡丹皮、阿膠、麥門冬、當歸（各二錢半），吳茱萸（湯洗七次，二錢）。上為粗末，每服三錢，水一中盞，生薑五片，煎至七分。溫經湯有川芎、甘草，無熟乾地。（《是齋百一選方》）

## 齊仲甫

溫經湯，治衝任虛損，月候不調，或來多不斷，或過期不來，或崩中去血，過多不止。又治曾經損孕，瘀血停留，少腹急痛，發熱下利，手掌煩熱，唇乾口燥，及少腹有寒，久不受胎。丹皮、阿膠（碎炒）、當歸（去蘆）、人參（去蘆）、川芎、甘草（炒）、肉桂（去粗皮）、芍藥各二兩，吳茱萸三兩，半夏（湯洗七次）二兩半，麥門冬（去心）五兩半。上為粗末，每服三錢，水一盞半，生薑五片，煎八分，去滓，空心，食前熱服。（《女科百問》）

## 吳道源

大凡婦人經閉，氣不調和，因而血不流轉故也。故調經須以理氣為先，亦有血海虛寒，小腹冷痛者是，宜服大溫經湯。

大溫經湯：鹿茸、香附、沉香、白朮、陳皮、熟地、當歸、白芍、川芎、吳茱萸、小茴、茯苓、元胡、人參、甘草。亦有衝任虛衰，小腹有寒，月水過期，不能受孕者，大溫經湯主之。（《女科切要》）

## 陳修園

溫經湯，治經閉或經行過多，或崩漏不止，或久不受胎，統名帶下。吳萸三兩，當歸、川芎、芍藥、人參、桂枝、阿膠、丹皮、甘草各二兩，生薑三兩（一本二兩），半夏半升（一本一升），麥冬一升。上十二味，以水一斗，煮取三升，分溫三服。亦主婦人少腹寒，久久不受胎，及過期不來。（《女科要旨》）

方中當歸、芎藭、芍藥、阿膠，肝藥也；丹皮、桂枝，心藥也；吳茱萸，肝藥亦胃藥也；半夏，胃藥亦衝藥也；麥門冬、甘草，胃藥也；人參，補五臟；生薑，利諸氣也。病在經血，以血生於心，藏於肝也。衝為血海也，胃屬陽明，厥陰衝脈麗之也。然細繹方意，以陽明為主，用吳茱萸驅陽明中土之寒，即以麥門冬滋陽明中土之燥，一寒一熱，不使偶偏，所以謂之溫也。用半夏、生薑者，以薑能去穢而胃氣安，夏能降逆而胃氣順也。其餘皆相輔而成溫之之用，絕無逐瘀之品，故過期不來者能通之，月來過多者能止之，少腹寒而不受胎者並能治

之，統治帶下三十六病，其神妙不可言矣。(《金匱方歌括》)

## 沈金鰲

大溫經湯，治衝任虛損，月候不調，或來多不已，或過期不行，或崩中去血過多，或胎產瘀血停留，小腹急痛，五心煩熱，並皆治之。但此溫劑，內冷者宜。當歸、川芎、人參、阿膠、桂心、白芍（炒）、淡吳萸、丹皮、炙草各一錢，麥冬二錢，半夏二錢半，薑五片。食前，稍熱服。(《婦科玉尺》)

## 張璐

溫經湯《金匱》，治經水不調、崩帶及唇口乾燥，並治經阻不通、咳嗽、便血，此肺移熱於大腸也。四物湯去地黃，加阿膠、甘草、人參、肉桂、吳茱萸、牡丹皮、麥門冬、半夏、生薑。更加白朮，名大溫經湯。此方本膠艾湯而立，以虛火上炎，唇口乾燥，故用麥冬；濁溼下滲，不時帶下，故用半夏。若無二證，不必拘執成方也。(《醫通祖方》)

## 徐忠可

藥用溫經湯者，其證因半產之虛，而積冷氣結，血乃瘀而不去，故以歸、芍、芎調血；吳茱、桂枝以溫其血分之氣而行其瘀；肺為氣主，麥冬、阿膠以補其本；土以統血，參、甘以補其虛；丹皮以去標熱（丹皮亦能行血）。然下利已久，脾氣有傷，故以薑、半正脾氣。名曰溫經湯，治其本也。唯溫經，故凡血分虛寒而不調者，皆主之。(《金匱要略論注》)

## 程林

　　婦人有瘀血,當用前證下瘀血湯,今婦人年五十,當天癸竭之時,又非下藥所宜,故以溫藥治之,以血得溫即行也。經寒者,溫以茱萸、薑、桂;血虛者,益以芍藥、歸、芎;氣虛者,補以人參、甘草;血枯者,潤以阿膠、麥冬;半夏用以止帶下,牡丹用以逐堅症。十二味為養血溫經之劑,則瘀血自行而新血自生矣,故亦主不孕崩中,而調月水。(《金匱要略直解》)

## 魏荔彤

　　蓋帶下之故,成於瘀血,而瘀之故,由於曾經半產,胎未滿足,有傷而墮。其人陽盛則易致於崩漏,陰盛則易成乎邪症,瘀血在少腹,久留不去,迨年齒已衰,積瘀成熱,傷陰分,發邪火,與經血方行之少婦經閉作熱,理無二也。其外證必見唇口乾燥,唇口為津液徵驗,津液之虧,乾燥必甚,不治將與脈數無瘡,肌若魚鱗,漸成危迫之證無異也。知之早,斯可以預圖之,主以溫經湯,開散瘀血為主治。而瘀血之成,成於陰盛,故用吳茱萸之辛溫,以引芎藭、芍藥、丹皮、阿膠入陰血之分,補之正所以泄之也;加人參、桂枝、生薑、甘草、半夏群隊陽性之藥,以開陰生陽,溫之即所以行之也;再加麥冬以生津治標。洵陰陽本末兼理之法也。方後云:婦人少腹寒,久不受胎,兼崩中去血,或月水之來過期,及至期不來,俱主之。可見經水之來去失度,悉關血分之寒熱,而血分之寒熱,實由氣分之虛實。方中以補氣為調血,以溫經為行瘀,較之時

下滋陰養血之四物湯、破瘀行氣之香附丸，義理純駁絜然矣。竟有不知瘀血陰寒，而妄施攻下者，則又下工之下者也。(《金匱要略方論本義》)

## 第三節　現代醫家方論

　　民國江南醫家曹穎甫《金匱發微》中論述溫經湯的適應證、功效及方藥指出：據《內經》女子七七四十九而天癸絕，則婦人年五十所而病下利，數十日不止，似與月事無關，但營氣夜行於陽，今病者暮即發熱，病在血分可知，加以少腹裏急，則瘀當在膀胱血海，腹滿為脾溼下陷，手掌煩熱，唇口乾燥，脾精不得上行之象也。以病源論，當用大黃䗪丸；以現狀論，當用附子理中丸，然則師何以指為帶下證？所用者乃為溫經湯，治遠因而不據近因，不可不求其故也。蓋帶下之證，寒溼下注而浮陽上升，下寒故少腹急，上燥故唇口乾。蓋此婦舊有淋濁，少腹常急，唇口常燥。究其遠因，則以曾經半產，少腹留積敗血，久而腐化，乃下白物，寒溼從之，歷年不癒，津液下滲，故唇口燥；積瘀不盡，故少腹急。此二證，為未經下利時所恆有。今淋瀝中止而病下利，知其血寒溼勝，陷入大腸，瘀血業經腐爛，故不用大黃䗪丸；病不在中而在下，故不用附子理中湯；用溫經湯者，推其原以為治也。方中芎、歸、芍、膠、丹皮，以和血通瘀，桂枝以達鬱而通陽，生薑、半夏以去水，麥

冬、人參、甘草以滋液而潤上燥，吳茱萸疏肝燥脾、溫中除溼，故不治利而利可止也。予按：此為調經總治之方，凡久不受胎，經來先期、後經，或經行腹痛，或見紫黑，或淡如黃濁之水，施治無不癒者。曾記寓華慶坊時，治浦東十餘年不孕之婦，服此得子者六七家，江陰街四明范姓婦亦然，此其成效也。

　　經方家胡希恕認為溫經湯的應用面很廣，並不限於此證。以其含有芎歸膠艾湯、當歸芍藥散、吳茱萸湯、麥門冬湯諸方義及諸方的合併證，即本方的適應證。證情相當複雜，宜參照各方證而活用之，即可不誤。既用吳茱萸湯去大棗加桂枝降逆止嘔以驅胃之寒，又用麥門冬湯去大棗滋枯潤燥以補胃之虛，另以當歸、川芎、芍藥、阿膠、丹皮行瘀和血以調經脈。胃為生化之本，氣血之源，胃氣利則津血生，此為生新袪瘀兼備的治劑。故帶下崩中、月事不調、久不受孕者，並皆主之。

上篇　經典回顧與理論基礎

# 中篇
## 臨證探新與溫經湯方證

　　本篇從三個部分對溫經湯的臨證進行論述：第一章整理了古代和現代的方證運用情況；第二章介紹溫經湯的臨證思維，從臨證要點、與類方的鑑別要點、臨證思路與加減等方面展開論述；第三章為臨床各論，從內科、婦科、皮膚科等方面，以臨證精選和醫案精選為基礎進行詳細的解讀，充分展現了中醫「異病同治」的思想，為讀者提供廣闊的應用範圍。

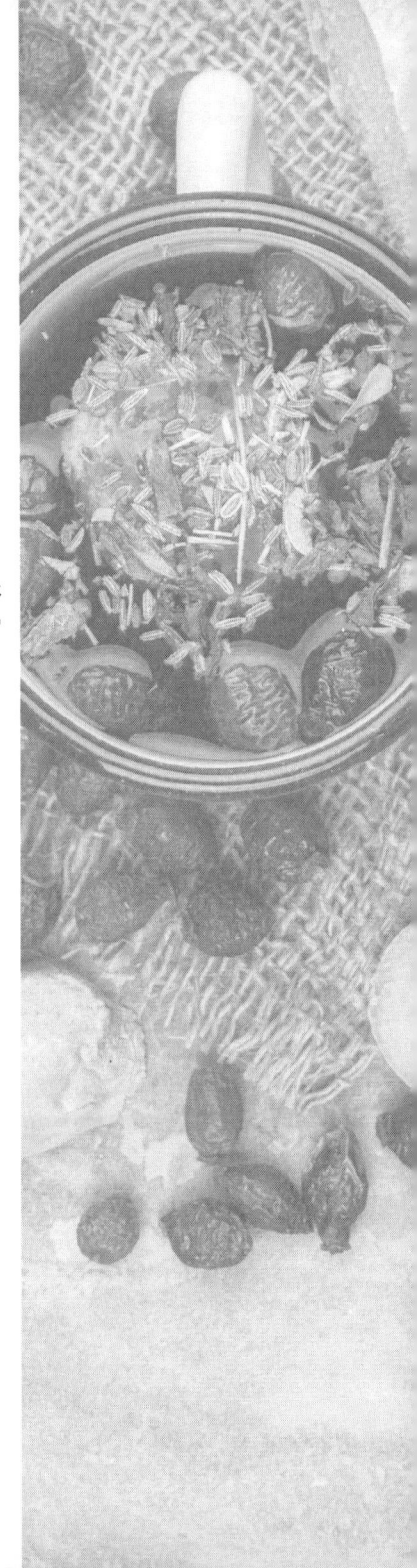

中篇　臨證探新與溫經湯方證

# 第一章
## 溫經湯方證縱覽

### 第一節　古代臨證回顧

　　《金匱要略》為中醫臨床經典著作，為東漢張仲景所撰，為《傷寒雜病論》的一部分。《傷寒雜病論》因漢末之後歷史上長年的戰亂而隱佚，後晉代王叔和得《傷寒雜病論》稿而將傷寒部分獨立成《傷寒論》一書。雜病部分未在當世流通。直到北宋仁宗時代，在翰林院所保存的殘卷中，發現有《金匱玉函要略方》三卷，上卷為傷寒，中卷論雜病，下卷載其方。後在與林億等人所校訂之宋版《傷寒論》比較核對下，朝臣將宋版《傷寒論》未有的「雜病」、「方劑」、「婦人病」部分單獨取出，並引用其他醫書為參考補足，而成《金匱要略》一書。

　　溫經湯在《血證論》裡稱為小溫經湯，書中論述此為調經第一方，行血消瘀，散寒降痰，溫利而不燥烈，為去瘀之妙藥。在《太平惠民和劑局方》中，以肉桂易桂枝，亦稱為溫經湯，治療衝任虛損，月經不調，或來多不斷，或過期不來，或崩中去血，過多不止。又治曾經損娠，瘀血停留，少腹急痛，發熱下利，手掌煩熱，唇乾口燥。及治少腹有寒，久不受胎。此方又

名大溫經湯,《醫宗金鑑》:「凡胞中虛寒,一切經病,皆因經水來多,胞虛受寒所致,或因受寒過期不行,小腹冷痛者,宜用大溫經湯。」《仁齋直指方論》中稱此方為調經散,治經水或前或後,或多或少,或逾月不至,或一月而來。《萬病回春》稱之千金調經散治婦人經水不調,或曾經小產,或帶下二十六病,腹痛口乾,或發熱、小腹痛急、手足煩熱、六腑不調、時時泄血、經水不調、久不懷孕。

　　除《金匱要略》溫經湯外,後世醫書亦記載了數方組成不同,但同名為溫經湯的方劑。《備急千金要方》中記載溫經湯一方,主治婦人小腹痛,組成:茯苓、芍藥、土瓜根、薏仁。《校注婦人良方》中,亦有一方名溫經湯,其組成為:當歸、川芎、芍藥、桂心、莪朮、牡丹皮、人參、牛膝、甘草。功專溫經散寒,活血化瘀。治寒氣客於血室,以致血氣凝滯,臍腹作痛,其脈沉緊。《醫學入門》中,此方又名大溫經湯,治寒氣客於血室。宋朝《聖濟總錄》中,記載了兩方名為溫經湯,一方組成為附子、杜仲、牛膝、乾薑、桂、續斷、補骨脂,治腎虛脹,寒氣不宣利,上攻腹內及背腰脊髀痛。另一方組成為:白茯苓、芍藥、土瓜根、牡丹、丹砂、薏仁。主治婦人月水來,腹內疼痛,不可忍。《萬氏女科》中亦有溫經湯一方,組成為陳皮、半夏、生地黃、川芎、白芍、紅花、秦皮、烏藥、香附、木通、青皮、歸身尾,易能成孕。《羅氏會約醫鏡》內有一方溫經湯,主治一切血寒後期者,組成為當歸、川芎、炮薑、白芍。《胎產

新書‧女科祕要》中記載溫經湯一方，組成為歸尾、川芎、赤芍、肉桂、桂枝、莪朮、補骨脂、小茴、牛膝、甘草，主治婦人石瘕症。在數方溫經湯中，現今臨床上最廣泛被使用的為《校注婦人良方》溫經湯及《金匱要略》溫經湯，《校注婦人良方》溫經湯亦稱小溫經湯，《金匱要略》溫經湯在臨床使用上，若下焦虛寒重者，常以肉桂易桂枝，稱為大溫經湯。

關於溫經湯證條文「婦人年五十所，病下利，數十日不止，暮即發熱，少腹裏急，腹滿，手掌煩熱，唇口乾燥，何也！師曰：此病屬帶下。何以故！曾經半產，瘀血在少腹不去。何以知之，其證唇口乾燥，故知之。當以溫經湯主之」的解釋，歷代醫家有非常精采的闡述。然對於「下利」一詞，有應為「下血」一說的爭議，在《桂林古本傷寒雜病論》中的條文乃是寫道「病下血數十日不止」。而李彣曰：「婦人年五十，則已過七七之期，任脈虛，太衝脈衰，天癸竭，道地不通時也。所病下利，據本文帶下觀之，當是崩淋下血之證。蓋血屬陰，陰虛故發熱，暮亦屬陰也。任主胞胎，衝為血海，二脈皆起於胞宮，而出於會陰，正當少腹部分，又衝脈挾臍上行，故任衝脈虛，則少腹裏急，有乾血，亦令腹滿。《內經》云，任脈為病，女子帶下瘕聚是也。手背為陽，手掌為陰，乃手三陰經過脈之處，陰虛，故掌中煩熱也。陽明脈挾口環唇，與衝脈會於氣街，皆屬於帶脈。《難經》云：血主濡之。以衝脈血阻不行，則陽明津液衰少，不能濡潤，故唇口乾燥。斷以病屬帶下，以曾經半產，少腹瘀

血不去,則津液不布,新血不生,此唇口乾燥之所由生也。」

吳謙等在《醫宗金鑑》寫道:「婦人年已五十,衝任皆虛,天癸當竭,道地不通矣。今下血數十日不止,宿瘀下也。五心煩熱,陰血虛也;唇口乾燥,衝任血傷,不上榮也;少腹急滿,胞中有寒,瘀不行也。此皆曾經半產崩中,新血難生,瘀血未盡,風寒客於胞中,為帶下,為崩中,為經水愆期,為胞寒不孕。均用溫經湯主之者,以此方生新去瘀,暖子宮補衝任也。」李彣、吳謙等人皆認為張仲景在此所說的下利並非後陰下利,乃是指前陰下血。溫經湯組成為:吳茱萸三兩,當歸、川芎、芍藥、人參、桂枝、阿膠、丹皮、甘草各二兩,生薑三兩,半夏半升、麥冬一升。方中吳茱萸、桂枝溫經散寒,通利血脈,當歸、白芍、川芎養血去瘀,阿膠滋陰潤燥,麥冬養陰清熱,牡丹皮清熱涼血,人參、生薑、甘草、半夏益氣和胃。整方組成以溫經散寒、養血益氣補虛為主。然張仲景在條文明確指出此證病因為瘀血在少腹,對此歷代醫家亦做了完整的說明。李彣曰:「《內經》云,血氣者,喜溫而惡寒,寒則凝澀不流,溫則消而去之。此湯名溫經,以瘀血得溫即行也,方內皆補養氣血之藥,未嘗以逐瘀為事而瘀血自去者,此養正邪自消之法也。故婦人崩淋不孕,月事不調者,並主之。」

然而對於溫經湯的組成,亦有些爭論,在《桂林古本傷寒雜病論》中的溫經湯組成並無麥冬、半夏。一般認為條文中的「暮則發熱」、「手掌煩熱,唇口乾燥」,乃是陰虛津虧,虛熱所致,

以麥冬滋陰潤燥，配伍半夏運脾燥溼散水以防治津液壅滯之患。然而條文中的「暮則發熱」、「手掌煩熱，唇口乾燥」亦可以是瘀血造成津液不布所致，並非因津液不足所造成，若由此解釋，半夏、麥冬的存在，卻似與溫經湯所主病症的病機不合。不過陳修園的《女科要旨》指出麥冬、半夏在此之用以入陽明為主，陽明之脈，以下行為順，上行為逆；衝任之脈，隸於陽明，治陽明即治衝也，降陽明之氣所以降衝脈，通衝脈以助祛瘀調經，麥冬、半夏在溫經湯整體配伍中，有其絕妙之處。

在臨床上溫經湯廣泛用於衝任虛寒而兼有血瘀之象的多種婦科疾患，包括月經不調、經痛、更年期症候群、不孕症等。然在辨證論治的基礎下使用異病同治的觀念，溫經湯的使用早已突破婦科雜病的使用範疇，廣泛用於內科的許多疾病。

古今中醫對《金匱要略》溫經湯的認識。

《素問·上古天真論》曰：「女子……七七，任脈虛，太衝脈衰少，天癸竭，道地不通，故形壞而無子也。」婦人近五十歲左右，氣血已衰，衝任不充，經水應止。今復下血月餘不止，乃屬崩漏之疾，並由衝任虛寒，曾經半產，瘀血停留於少腹所致。瘀血停留於少腹故有腹滿裏急，或伴有刺痛，拒按等症。漏血數十日不止，陰血必耗損，以致陰虛生內熱，故見暮即發熱，手掌煩熱等症。瘀血不去則新血不生，津液失於上潤，故見唇口乾燥。證屬下元已虧，衝任虛寒，瘀血內停而致漏下。止血而有瘀血內阻，行瘀又有下血不止，散寒而有血燥於上，

潤燥又有虛寒於內，如此錯雜，張仲景創「溫經」一法，溫養血脈，使陰陽相得，衝任和調，虛寒得補，瘀血得行，則下血自止。溫經湯用吳茱萸、生薑、桂枝溫經散寒暖血；阿膠、當歸、川芎、芍藥、牡丹皮養血和營行瘀；麥冬、半夏潤燥降逆；甘草、人參補益中氣。諸藥合用，具有溫補衝任，養血行瘀，扶正袪邪的作用。

《金匱要略》溫經湯又名大溫經湯，為張仲景婦科雜病名方之一，在古今中醫婦科廣泛被應用，為一張多功能的方子，歷代醫家受張仲景《金匱要略》溫經湯的方義影響而衍生出了不少同名或異名類方，如《婦人良方大全》溫經湯組成為當歸、川芎、芍藥、桂心、牡丹皮、莪朮各半兩，人參、甘草、牛膝各一兩。若經道不通，繞臍寒疝痛徹，其脈沉緊。

《太平惠民和劑局方》中溫經湯與《金匱》溫經湯藥物大體相同，僅在煎服法上有區別，《金匱要略》溫經湯要求水煎、分溫三服，而《太平惠民和劑局方》溫經湯要求生薑後下，熱服且是空腹服，其義在於取生薑辛散之力，加強全方溫經散寒之功。另外《證治準繩》、《校正濟陰綱目》皆有溫經湯之方出現，其組方思想根源於《金匱》溫經湯。

本方為婦科要方，故歷代醫家極為推崇。唐代孫思邈《備急千金要方》說：「崩中下血，出血一斛，服之即斷。或月經來過多，及過期不來者，服之亦佳。」清代陳修園《女科要旨》指出：「《金匱》溫經湯一方，無論陰陽、虛實、閉塞、崩漏、老少，

善用之無不應手取效。」

李彣《金匱要略廣注》曰:「此湯名溫經,以瘀血得溫即行也。方內皆補養氣血之藥,未嘗以逐瘀為事而瘀血自去者,此養正邪自消之法也。故婦人崩淋不孕,月事不調者,並主之。」

吳謙《醫宗金鑑》曰:「此皆曾經半產崩中,新血難生,瘀血未盡,風寒客於胞中,為帶下,為崩中,為經水愆期,為胞寒不孕。均用溫經湯主之者,以此方生新去瘀,暖子宮補衝任也。」

經方學者黃煌認為《金匱要略》溫經湯包含了當歸四逆加吳茱萸生薑湯去細辛、通草與大棗;包含了膠艾湯去地黃、艾葉;包含了桂枝茯苓丸去桃仁、茯苓;包含了麥門冬湯去粳米、大棗;還包含了半夏當歸芍藥散。以藥測證,溫經湯證當有當歸四逆加吳茱萸生薑湯的「內有久寒」證;當有膠艾湯的下血證;當有桂枝茯苓丸的瘀血證;當有麥門冬湯的「火逆上氣」證;也當有當歸芍藥散的血虛證而無水停證。病變在血分,既有血虛,又有血瘀,還有血燥津枯,既有下寒之冷,又有上火之熱。既是錯雜之證當然也離不開複合之方。

從《金匱要略》溫經湯的原文論述,臨床應用於多種婦科疾病,如月經病、妊娠病及不孕不育症等,本文重點論述《金匱要略》溫經湯治療不孕不育症,有是證即用是方。

## 第二節　溫經湯組方特點分析

溫經湯證的病機特點主要在虛、寒、瘀。縱觀整張方劑，溫經散寒、祛瘀養血為組方的整體思路，適用於衝任虛寒、瘀血阻滯的多種婦科病症。

### 1. 重於「溫」——溫經而散寒凝（溫通與溫養並重）

本證錯綜複雜，止血又恐瘀血內阻，化瘀又怕下血不止，溫陽散寒又恐燥熱難耐，滋陰潤燥又怕虛寒加重。張仲景在《素問‧調經論》「血氣者，喜溫而惡寒，寒則泣不能流，溫則消而去之」的思想基礎上，自創「溫經」一法。《臨證指南醫案》云：「此溫字，乃溫養之義，非溫熱競進之謂。」認為「桂枝入心經走血分，暖營血化寒凝，吳茱萸入肝、腎、脾、胃四經，溫脾胃降逆止嘔，暖厥陰溫經散寒，二藥於人參、甘草、半夏、生薑等健脾補氣之中，緩溫助土，凝化脈通，陰霾自散」。方中吳茱萸辛、苦、熱，辛可疏暢氣機，苦可降泄血中之瘀，熱可驅散血中之寒邪。方中吳茱萸辛、苦、熱，入肝、脾、胃、腎四經。桂枝「入肝家而行血分，走經絡而達營鬱」（《長沙藥解》），與甘草相合又可辛甘化陽，增強溫經通脈之效。吳茱萸和桂枝共為君藥，可溫通經脈、溫腎陽、暖脾陽，血得溫則行，血行則瘀自消。方中當歸、阿膠、芍藥、麥冬共用，滋陰養血之力層層加強，表現了溫中有養，溫陽結合，寓通先充的思想。藥

物雖只有四味，但各有特點。當歸性溫，味甘、辛、苦，歸肝、心、脾三經。《本草新編》謂之：「可升可降，陽中之陰，無毒。雖有上下之分，而補血則一。入心、脾、肝三臟。但其性甚動，入之補氣藥中則補氣，入之補血藥中則補血。」其甘溫補血，辛溫散寒通脈，對本證血虛有寒之證，頗為適宜。阿膠為血肉有情之品，性味甘平，入肺、肝、腎三經，養血滋陰之力強。麥冬性味甘、微苦、微寒，歸心、肺、胃三經，可養陰生津，並且在大對溫藥中反佐少量寒涼之品，又兼防溫藥傷津之弊。芍藥性味苦、酸、微寒，歸肝、脾經，有養血調經，斂陰止汗、柔肝止痛、平抑肝陽之功效，《日華子本草》稱其「主女人一切病」。芍藥與甘草相配，酸甘化陰；芍藥與當歸相配，「補血和血之力強，且肝血同治，性平穩，為婦科醫家常用之品」。

## 2. 著眼「補」── 健脾益氣以助化源

《靈樞·五音五味》云：「婦人之生，有餘於氣，不足於血，以其數脫血也。」方中不僅運用當歸、芍藥、阿膠和麥冬直接滋陰養血，還運用人參、甘草、生薑、半夏強健脾胃以資氣血生化之源。《女科要旨》說：「然細繹方意，以陽明為主……半夏用至半升，生薑用至三兩者，以薑能去穢而胃氣安，夏能降逆而胃氣順也。」尤其是半夏的使用，在阿膠、芍藥、麥冬、人參、甘草等滋補藥中，配伍辛溫開通至半夏和胃運脾，既可

使補而不滯，又藉其能鼓舞胃氣，使補氣養血藥更好地發揮作用。又以半夏通降陽明胃氣有助於通衝任，通衝任則可助袪瘀調經。氣能生血，血生於陽明，方中以人參、甘草補中益氣，半夏、生薑調理脾胃，共資氣血生化之源。

### 3. 佐以「通」—— 不忘袪瘀生新

張仲景用袪瘀法治療婦女月經量多甚或崩漏的思想源於《黃帝內經》。《素問·腹中論》「四烏鰂骨一藘茹二物併合之」以烏賊骨和茜草配合，相反相成，開袪瘀止血之先河。《血證論》亦明確指出：「故凡血證，總以去瘀為要。」本方中用當歸、川芎、牡丹皮以活血化瘀。從用藥劑量上來看，力量比較弱，這從反面證明了張仲景遣方思路為化瘀重在溫通。

## 第三節　現代臨證概述

溫經湯，顧名思義，專為溫通經脈而設，為女科常用，而溫經湯之「經」亦為「月事」、「月經」之經，現代臨證運用溫經湯的基礎是爬梳婦科「經」的特點，即「月事」的特點，以下分3個方面進行分析。

## 1. 天癸為婦女月事之總根

衝脈和任脈同時皆起於胞中，人身的血海，統稱為胞，化一切女性的月經之事都是以血為主的，血是在陽氣的推動之下，女性月經運行，才能有準確的週期。氣血在運作的週期中，從開始積蓄一直到盛滿，當陰血盛滿的時候，自然而順應週期而下，因此稱為月經，所以月經又以月事而得名，而一般上，婦女月經週期以 28 天為計算標準，月事的週期中，氣血運行從開始積蓄一直到盛滿，依賴於天癸。天癸讓醫者意識到，人體陽氣根本，又與腎陽有密切的關係，而脾胃之氣又同時仰賴於腎陽之氣，李改非亦在其「張景岳《婦人規》學術思想淺探」中講述道「論經病多主虛，終歸臟腑衝任」、「明帶下有六因，總由命門不固」。

## 2. 婦女月事週期取決於脾胃運行

月事是否是有又或者是無，或者是來多又或者是來少，又或者是來遲又或者是來早，又或者是現代醫學當中所出現的閉經、崩漏、月經不調導致先期或後期、不調中又導致不孕症的發生和月經不調導致痛經等，清代醫學家陳修園在其《女科要旨》裡，提到婦女月事的一切治療的根本，都是包括在「信」字當中，即是說，它的關鍵是在於是否運作有期，在其全書中亦有提到，運作的週期有賴於心生血，肝藏血，衝任督三脈都同時俱為血海，三者為月經運作中的開始與終結，而脾胃和則血

063

當自生，又因為血生於水穀之精氣，胃屬於陽腑而主受納，與脾臟相表裡，脾屬於陰土，是五臟運行的總括和重要指標，運行週期得滿則應期而下，那麼月經的週期運行就不會有誤期了。

### 3. 陽氣不足導致婦人之病

　　婦人之病不論是發病初期，又或是久病致虛者，也多由於陽氣的不足所以生寒，因為氣寒所以導致血寒而冷浸不去，導致了積氣，著而為不行而結氣，當胞口因此為寒所傷者，它從外而傳於內，又或者從內而達外，漸漸導致經絡的運行而受阻，經水的源頭因此而受損，導致了病變無窮，若已客寒於少腹者，將促使婦女久久而不能受胎，更兼崩中去血，或使月水來過多，或至期不來，可以確為其病在下焦的腎臟，使陰中掣痛至少腹惡寒，或上引腰脊，下根氣街，氣衝急痛。如古人所說，蓋以腎脈為陰之部，而衝脈與少陰之大絡，兩者皆起於腎也。

## 第四節　多方合用

　　寒溫並用的溫經湯由 12 味藥物組成，以溫經散寒、養血祛瘀為主。在方藥組成上醫家提出疑義的主要有兩點，一是配伍半夏，丹波元簡在《金匱玉函要略述義》中提出「此方半夏，其旨難晰」；夏錦堂亦說「方中用半夏，頗為費解」。李為民等

第一章 溫經湯方證縱覽

認為半夏在該方的配伍意義在於和胃運脾，降胃氣、通衝任以調經，燥溼散水以防津液之壅。二是為何方中還配伍寒涼藥如牡丹皮、麥冬？對此，不少注家從溫經湯主治衝任虛寒，兼瘀血內停病症來分析，認為方中吳茱萸、桂枝、生薑、半夏等均是溫熱藥，因溫熱藥易傷陰津，所以酌情配伍牡丹皮、麥冬，兼防溫熱藥傷津。王綿之則認為溫經湯主治血中虛寒、實熱全有，方中的麥冬滋陰潤燥清熱，牡丹皮清血中火，又能行血。夏桂成指出，應用本方治療更年期疾病，患者大多數表現上熱下寒，即上則胸悶煩躁、潮熱汗出、唇乾口燥，下則小腹作冷、大便溏泄，所以溫經湯雖以溫陽祛寒為主，但仍加入牡丹皮、麥冬以清上熱。由此可以認為，溫經湯證並非單純的衝任虛寒、瘀血阻滯證，而是針對寒熱錯雜、虛實並存的病症，包括寒（衝任虛寒）、瘀（瘀血阻滯）、虛（氣血不足）、熱（瘀熱虛熱）。因此，溫經湯的組方用藥特點表現了以溫為主，溫中寓養，活血祛瘀，氣血雙補，寒熱並用。

　　合方之妙。溫經湯證是寒熱錯雜、虛實並存之證，論治當然也離不開複合之方。黃煌分析，溫經湯包含了當歸四逆加吳茱萸生薑湯去細辛、通草與大棗，膠艾湯去生地黃、艾葉，桂枝茯苓丸去桃仁、茯苓，麥門冬湯去粳米、大棗，還包含了當歸芍藥散一半藥物。李惠治總結胡希恕的經驗認為，溫經湯含有芎歸膠艾湯、當歸芍藥散、吳茱萸湯、麥門冬湯諸方，故認為諸方證及其合併證即溫經湯的適應證，證情相當複雜，宜參

照各方證而活用之。在複合方層面上認識溫經湯組方意義，對深入理解和領悟溫經湯方證之真諦十分必要。

合方配伍，善治雜病從原文所在篇章釋義，本方出於《金匱要略・婦人雜病脈證并治第二十二》，篇中論述婦人雜病，在病因中談到「婦人之病，因虛、積冷、結氣，為諸經水斷絕，至有歷年，血寒積結胞門，寒傷經絡。凝堅在上」。是言婦人雜病之各種病因，導致多種經水之病，其中寒凝瘀滯又最為常見。但因個人臟腑經絡體質之差異，發病則寒熱虛實有差別，其證情相當複雜。原文列舉了多種經水病的表現，「凝堅在上，嘔吐涎唾，久成肺癰（丹波元胤認為『癰』，當是『痿』字之誤），形體損分；在中盤結，繞臍寒疝；或兩脅疼痛，與臟相連；或結熱中，痛在關元。脈數無瘡，肌若魚鱗，時著男子，非止女身。在下未多，經候不勻。令陰掣痛，少腹惡寒，或引腰脊，下根氣街，氣衝急痛，膝脛疼煩，奄忽眩冒，狀如厥癲，或有憂慘，悲傷多嗔」。從症候分析，病在上，胸肺受病，嘔吐涎唾，久成肺痿。在中，肝脾受病，寒化則繞臍寒疝，或兩脅疼痛；熱化則痛在關元，肌粗若魚鱗，脈數。在下則子宮受病，經候或前或後，每不應期而致，且經行不暢，陰中掣痛，少腹惡寒，或引腰脊，或連氣街，氣衝急痛，且膝脛亦痛煩等。

第8條是婦人雜病的總綱，論述了婦人雜病的病因、病機及症候，如何治療，其主方是什麼？第9條承上節提出方治，言：「婦人年五十所⋯⋯溫經湯主之⋯⋯亦主婦人少腹寒，久

不受胎；兼取崩中去血，或月水來過多，及至期不來。」本方是調經的主要方劑，方中以溫、養為主，兼以祛瘀，正是針對婦人雜病「虛、積冷、結氣」之病因病機而設。從組方用藥分析，溫經湯中有麥門冬湯之組分治療病在上的肺痿，有吳茱萸湯、當歸建中湯之組分治療在中肝脾病候，有膠艾湯之組分治療經候不調，還有桂枝茯苓丸之組分溫經化瘀，當歸四逆湯加吳茱萸生薑湯之組分暖肝散寒等。王綿之指出：「如果弄懂了溫經湯證的複雜性和方藥配伍的多重交叉，對於治療月經病有很大好處，因為它寒熱虛實均有。」陳修園在《女科要旨》中指出：「《金匱》溫經湯一方，無論陰陽、虛實、閉塞、崩漏、老少，善用之無不應手取效。」從古今臨床應用來看，溫經湯用於治療月經愆期、崩漏、痛經、不孕、產後虛寒、更年期症候群、月經期哮喘、女性厥陰寒閉型不寐等，均有效驗。

中篇　臨證探新與溫經湯方證

# 第二章
## 溫經湯臨證思維要略

### 第一節　臨證要點

#### 一、普遍連繫的統一整體觀念

#### 1. 治未病（既病防傳）

《金匱要略・臟腑經絡先後病脈證第一》篇第一條強調了肝之病，知肝傳脾，此時「當先實脾」。溫經湯證為衝任虛寒兼瘀血的下利，其病症為肝脾腎的虛寒，此時為防傷肺胃之氣，先固護之。血得溫則行，雖名溫經，但是不僅如此，還加用了人參補氣，血行的根本動力是氣行；加用涼藥牡丹皮為防溫熱太過迫血妄行。除了運用吳茱萸溫肝脾腎經，活血補血的四物加阿膠，還用了人參大補元氣，尤其脾氣，升提法以治下陷。

#### 2. 上病下取

口唇乾燥知之有瘀血，張仲景採用溫下、活血、補血以祛瘀，不僅緩解了少腹裏急，還下除了燥的根本原因。

## 3. 靈活運用對立統一觀點

本證主要表現在扶正與袪邪的兼顧上，袪邪為主，以吳茱萸和桂枝散寒邪，考慮到年五十所的婦人衝任虛衰，氣血不足，化瘀不用蟲藥破血，不用力度大的活血藥，而是用四物去熟地黃加阿膠活血補血，有增水行舟之意，用人參補氣，為血行的動力。

## 4. 透過現象看本質

同病異治和異病同治。由於基本病機雖同，但具體病機不同，疾病的本質不同，那麼，根據矛盾特殊性制定的治療原則或方法就有差異，此為同病異治。反之，根據矛盾普遍性，為異病同治。

本證用溫經湯治療，方後語提示：宮寒不孕、崩血、月水過多或後期等均可以用溫經湯治療，此為異病同治。

## 5. 具體問題具體分析

「隨證治之」，即辨證求本，隨證用藥，《金匱要略淺注補正》總結：「用藥之法，全憑乎證，添一證則添一藥，易一證亦易一藥。」裏急者用甘草芍藥，口唇乾燥者加麥冬，暮即發熱，補血同時，加牡丹皮涼血清熱。

## 6. 方劑學的特點

本方證突出表現張仲景配伍中的陰陽對立統一觀：寒熱並用、攻補兼施、陰藥與陽藥相伍、剛藥與柔藥互濟、善用「反佐」法。

本方雖然爭議很多，但是徐靈胎主張溫經湯為調經總方，本方組方有度，配伍嚴謹，跟張仲景的學術源頭和學術思維密切相關。後世發揮運用也要有法有度，謹守病機，靈活運用。

## 二、溫經湯主證病機

「婦人年五十所」，即是《素問・上古天真論》「女子……七七，任脈虛，太衝脈衰少」的年齡。原文中的「下利」很多學者認為是文字有錯衍，應為「下血」，但其方後注「亦主婦人少腹寒，久不受胎，兼取崩中去血，或月水來過多，及至期不來」專門強調此方「兼」治崩證和月經過多，顯然這裡的下利不是下血。從病機來看，下利不出虛實兩類，虛者因正氣虛不能固攝，實者因正氣或某種實邪鬱阻、衝迫，使脾胃氣機紊亂，因而機體以瀉下的方式解除鬱迫。從後面的伴證來看，本條的「下利」不是純虛證，因純虛證時「病下利，數十日不止」，不是一派死證也是一派虛寒；說實證又看不出來有邪氣的證據，故應考慮是「正非其位」，即正氣不歸本位而鬱迫腸胃。「暮即發熱」以《傷寒論》的辨證體系來看，是陽明之氣不降的一個特點，故

知是陽氣鬱遏在外。

《素問‧骨空論》云：「衝脈為病，逆氣裏急。」提示「少腹裏急」可考慮是衝脈之氣鬱遏，而原文專門強調「年五十所」，也明顯地指向了「太衝脈衰少」這一前提。原文中手掌煩熱，是腹部經絡不暢，營衛之氣鬱於外不能回藏太陰中土而致；脾主四肢，手掌熱或涼而出汗均與脾運化有關；腹部為脾所主，故「手掌煩熱」應是腹滿的繼發表現，實為陽鬱在外較甚。《靈樞‧五音五味》云：「衝脈、任脈皆起於胞中，上循脊裡，為經絡之海。其浮而外者，循腹上行，會於咽喉，別而絡唇口。」衝脈「絡唇口」，則衝脈鬱滯時可因津血失養而「唇口乾燥」。綜上所述，此條所有症狀都可因衝脈鬱滯所致；衝脈起於胞中，「曾經半產，瘀血在少腹不去」亦常導致衝脈鬱滯；由此可見，衝脈鬱滯是本條最簡要的解釋。

## 三、對「帶下」的理解

條文中對以「下利」為主證的綜合病情歸納為「此病屬帶下」，且此條上一段原文也專門強調了「帶下」這個病。「虛、積冷、結氣」均是導致氣血不暢的常見原因，由此導致經水斷絕，病程持續多年，則血寒積於胞宮，且波及經絡，必然會傷及起於胞中的衝脈；後面所列諸證均是「寒傷經絡」的具體影響，如「凝堅在上」、「在中盤結」、「在下未多」，指出歷年寒積而傷經絡的病情會波及一身上下；「其雖同病，脈各異源」，提出「寒

傷經絡」的諸多症狀是「同病」——「此皆帶下」，即將原文中表現複雜病症的婦科雜病統稱為「帶下」病，這應是漢代的稱謂習慣。溫經湯的主治廣泛、遍及全身，古今醫家驗案甚多，我們臨床也常以溫經湯原方治療症狀遍及周身的患者而有佳效；在臨床中還發現，溫經湯證最常見的一個主證是足寒，正印證了《靈樞》中關於衝脈不通時會出現足寒的論述，患者服藥後足寒都有不同程度的改善，輕者初服即明顯改善，常年足涼者服藥後亦覺足生暖意，提示溫經湯可通降衝脈。

## 四、溫經湯的組方、用藥特點

按條文所述「瘀血在少腹不去」是原因，當前的複雜表現是結果。對於這樣的雜病，治療時一方面要去除病因，另一方面要糾正氣機逆亂。方中當歸、芍藥、牡丹皮和血祛瘀以解除病因；麥門冬、半夏、生薑、吳茱萸降逆以糾正氣機；人參、甘草、桂枝、阿膠補氣以助氣血和暢；諸藥合用，對內有瘀血、外有氣鬱不能斂降諸證，共奏恢復「元真通暢」之效。從具體的用藥來看，方中麥冬用量最大，本證氣鬱日久而呈一派燥熱，麥冬甘潤主降，與半夏配伍以合降陽明，此亦是經方的經典配伍，如麥門冬湯、竹葉石膏湯等，均取其斂降氣機之效。從藥量上看，方中群藥多用二兩，唯辛溫燥烈的吳茱萸用三兩，看似對一派燥熱之象的火上澆油，實則取其功擅降逆的特點。吳茱萸辛味極烈，是通經散寒之要藥。本條溫經湯證一派燥熱之

象而用吳茱萸，合理的解釋應是：吳茱萸開通衝脈，且是開通衝脈的首選用藥。因原方主證沒有明顯的寒象，衝脈不通為主要矛盾，取吳茱萸「下氣」、「開腠理」而長於開通衝脈的作用，故用量獨重。又用大量麥冬助其降而制其燥，意為通經與滋養並舉；同時取阿膠潤而顧護血分，共制吳茱萸之燥；人參、甘草補氣化生營衛，為通經提供化源；桂枝溫通而散，但全方重點是斂降，故桂枝用量最小，意在稍有升散之力以配合諸藥之斂降，將一身氣機推轉勻平，氣機和暢，腹內不受克犯，則下利自止。其他症狀都是衝脈鬱逆所致，故可同時解除。方後「亦主」月經諸病，進一步說明此方可通調衝脈，因「太衝脈盛」才能月事時下，月經的正常與否直接受衝脈調控。

## 第二節　與類方的鑑別要點

溫經湯的類方主要有大黃䗪蟲丸、桂枝茯苓丸、鱉甲煎丸、下瘀血湯、抵當湯、紅藍花酒、當歸芍藥散等。

溫經湯的主要功用是溫經養血、活血祛瘀；大黃䗪蟲丸功用是逐瘀血、補中養陰；鱉甲煎丸的主要功用是扶正祛邪，消症化結；下瘀血湯的功用是破血逐瘀，破血之力較強；抵當湯的功用是破血逐瘀、通經，用虻蟲、水蛭、桃仁三者破血逐瘀；紅藍花酒功用活血化瘀、利氣止痛，是「治風先治血，血行風自滅」的運用。

桂枝茯苓丸與當歸芍藥散最為常用，下面重點對二方進行分析。

## 一、桂枝茯苓丸

桂枝茯苓丸是張仲景《金匱要略》方，由桂枝、茯苓、牡丹（去心）、芍藥、桃仁（去皮尖、熬）組成，功效為活血化瘀、緩消症塊。《傷寒雜病論》中設桂枝茯苓丸主治「婦人宿有症病，經斷未及三月，而得漏下不止，胎動在臍上者，為症痼害。妊娠六月動者，前三月經水利時，胎也。下血者，後斷三月衃也。所以血不止者，其症不去故也，當下其症」方中桂枝通血脈而消瘀血，助氣化而行津仁為化瘀消症之要藥，且「消症瘕不嫌傷胎」。

### 1. 方藥及配伍

深入研究桂枝茯苓丸方藥及用量：桂枝、茯苓、牡丹皮（去心）、芍藥、桃仁（去皮、尖，熬）各等分。並從多方位、多角度、多層次研究其內在相互關係，達到引導學習思路與運用技巧的目的。

（1）用藥要點

方中桂枝通經散瘀；茯苓滲利瘀濁；桃仁活血化瘀；牡丹皮涼血散瘀；芍藥斂陰，兼防化瘀藥傷血。方中用桂枝、桃仁、

075

牡丹皮化瘀，桂枝偏於通經消散，桃仁偏於破血攻散，牡丹皮偏於涼血消瘀；茯苓益氣滲利；芍藥補血緩急。方藥相互為用，以活血化瘀，消症散結為主。

(2) 方藥配伍

桂枝與茯苓，屬於相使配伍，通經利水，滲利瘀濁；桂枝與芍藥，屬於相反配伍，桂枝通經散瘀，芍藥斂陰益血；桃仁與牡丹皮，屬於相使配伍，增強活血祛瘀；桃仁與芍藥，屬於相反配伍，補瀉同用，芍藥制約桃仁破瘀傷血，桃仁制約芍藥斂陰留瘀；桂枝與桃仁，屬於相使配伍，通經破瘀。

(3) 用量比例

桂枝、茯苓、桃仁、牡丹皮與芍藥用量為相等，提示藥效通經、利水、活血破瘀與益血之間的用量調配關係，以治症瘕。方中用藥 5 味，化瘀藥 3 味如桂枝、桃仁、牡丹皮，用量總和是 36g；滲利藥 1 味如茯苓，用量是 12g；補血藥 1 味如芍藥，用量是 12g；其用量比例是 3:1:1，從用量分析方藥主治病是（胞宮）症積證。

## 2. 思辨方證

權衡「婦人宿有症病，經斷未及三月，而得漏下不止」：①辨「婦人宿有症病」的臨床意義有二：一是辨治婦科疾病必須重視病是新病還是舊病，或是新病舊病夾雜；二是辨識女子夙有舊疾且不影響懷孕，可必須重視孕後相關注意事項。②辨「經斷

未及三月」的臨床意義有三：一是妊娠期間應當經停；二是妊娠前3個月可有月經；三是妊娠期間有月經必須在3個月內停止。③辨「而得漏下不止」的臨床意義有三：一是妊娠期間前3個月出現月經，必須是量少，有規律性、週期性；二是妊娠期間前3個月經血漏下持續不斷即為病；三是妊娠期間3個月後仍然漏下不止，理當積極治療。

辨析「漏下不止」、「血不止」：①運用桂枝茯苓丸治療「漏下不止」、「血不止」的病變證機是瘀血水氣相互，阻滯經脈，血不得歸經而溢於脈外，即漏下不止，其治當活血化瘀而達到止血之目的。②辨治瘀血出血證，其治非用止血藥則能達到止血目的，突出針對病變證機而選用方藥的重要性，結合臨床治病需要，可酌情配伍止血藥以提高治療效果。

斟酌「胎動在臍上者，為癥痼害」：①張仲景論「胎動在臍上」，一是辨妊娠胎動不安證，病變證機是瘀血水氣阻滯經氣經脈，血不得滋養於胎，以此可演變為胎動不安，其治當活血化瘀，瘀血得去則胎自安。二是辨識「胎動在臍上」，其治非用安胎藥而能達到安胎之目的，突出辨治胎動不安不能僅用安胎藥，可酌情配伍安胎藥。②辨識「癥痼」的病變部位在胞宮，病變證機是水血相結之癥痼，病症表現是經水不利，或腹痛，或胎動不安等。桂枝茯苓丸主治「癥痼」的病變部位並不局限於胞宮，只要病變證機是水血相結之癥痼，病症表現是痞塊，或疼痛，或脹滿等，即可用之。

辨別「妊娠六月動者，前三月經水利時，胎也。下血者，後斷三月衃也。所以血不止者，其癥不去故也，當下其癥」：①辨別「妊娠六月動者，前三月經水利時，胎也」的臨床意義有二。一是妊娠6個月即會出現胎動，為妊娠正常現象；二是妊娠期間前3個月有經血，經量少，為妊娠正常現象。②辨別「下血者，後斷三月衃也」，即妊娠3個月後仍然下血不止，血夾瘀塊，病變證機是瘀血阻滯，新血不得歸經。③辨別「所以血不止者，其癥不去故也，當下其癥」，即妊娠期間病變證機是瘀血，其治可用下瘀血方藥，用下瘀血方藥治病而不傷胎；若病症得解而未停藥，則必傷胎，對此必須引起高度重視。

## 3. 方證辨病

辨治婦科疾病：如子宮肌瘤、卵巢囊腫、子宮內膜異位症、子宮腺肌病、乳腺增生等在其演變過程中出現疼痛，月經不調，舌質暗或瘀紫，苔薄且符合桂枝茯苓丸辨治要點。

辨治腫大增生性疾病或癌變：如肝大、脂肪肝、肝硬化、脾大、前列腺增生、脂肪瘤等在其演變過程中出現疼痛，腫脹，舌質暗或瘀紫，苔薄且符合桂枝茯苓丸辨治要點。

辨治心腦血管疾病：如高血壓病、高脂血症、冠心病、心腦動脈硬化、房室傳導阻滯等在其演變過程中出現疼痛，腫脹，舌質暗或瘀紫，苔薄且符合桂枝茯苓丸辨治要點。

## 二、當歸芍藥散

當歸芍藥散首見於《金匱要略》，用於治療肝鬱氣滯血凝、脾虛血虧溼蘊之證。本方在《普濟方》稱「當歸茯苓散」，《證治準繩》稱「當歸芍藥湯」。張仲景將本方作散劑運用，《宋徽宋聖濟經》言：「散者，取其漸漬而散解，其治在中。」由於本方治療婦人雜病及懷妊之疾，用藥宜緩，故取其散劑。《三因極一病症方論》記載「可以蜜為丸服」。

當歸芍藥散的組成：當歸三兩，芍藥一斤，川芎半斤（一作三兩），茯苓四兩，白朮四兩，澤瀉半斤。用法：上六味，杵為散，取方寸匕，酒和，日三服。方中當歸、芍藥、川芎3味藥入血分行血瘀，具有養肝緩急之功效；茯苓、白朮、澤瀉3味藥具有健脾益氣、利水除溼之功用。方中藥物一入血分行鬱疏肝，一入氣分化溼健脾。《金匱要略·水氣病脈證并治第十四》曰「血不利則為水」，本方行血利水、調肝和脾，以達治病求本的療效。本方以當歸、芍藥冠名為其君藥，當歸辛甘而溫為補血之要藥，養血活血，調經止痛，入肝經療肝鬱血虛之證；芍藥味酸苦而性微寒，入肝、脾二經，養血柔肝止痛，通血脈，利小便。《神農本草經》謂芍藥「主邪氣腹痛，除血痺……止痛，利小便」，兩藥相配以療肝血不足，血絡瘀阻之證；白朮為臣藥，甘苦溫，歸脾胃經，具有補氣健脾、燥溼利水之功，療脾虛水停之小便不利、痰飲，脾胃虛弱氣血不足之證，與當

歸、芍藥相須為伍，調氣血、和臟腑、平陰陽，具有養肝健脾、補血利水之效；澤瀉、川芎、茯苓為佐使藥，助上藥活血利水。六藥合用，和酒更可助血行、通經絡。此方疏肝養血、健脾化溼止痛，主要治療肝脾不調、氣血不和的妊娠及婦人腹痛等證。

當歸芍藥散適用於肝鬱氣滯血凝、脾虛血虧溼蘊所致的婦人腹痛。此方現代臨床應用較為廣泛，涉及婦科、內科、外科等，歸納起來治療較多的是痛證。經云：諸痛屬於肝，以肝鬱血滯，當以養血、潤肝、益脾並舉，係肝脾不和，挾有水氣所致，因肝藏血，肝為血海，遂其情而暢達，然血生於中氣，中者土也，土過燥不能生萬物，土過溼亦不能生萬物。臨床常見的疾病如慢性盆腔炎、妊娠水腫、痛經、慢性腎小球腎炎、高血壓病、特發性水腫、梅尼爾氏症、肝硬化腹水、慢性活動性肝炎、急性泌尿系統感染。綜上所述，主要用於肝脾失調、泌尿系統結石等氣虛血虧、溼蘊血瘀的虛實錯雜證。此方治療虛實夾雜之證，因方證中涉及脾虛、血虛、肝鬱、溼蘊、血瘀較為複雜的病機，方中當歸、芍藥、川芎為血分藥，有養血疏肝的功用；茯苓、白朮、澤瀉為氣分藥，有健脾滲溼瀉濁的功用，諸藥合用既可補虛又可泄實，切中病機。綜觀古代、近現代醫家對本方症候的描述，可概括為肝鬱氣滯血凝、脾虛血虧溼蘊之證為其本方主要症候，在臨證時應注意本方的基本症狀，如食慾不振、體倦乏力、面色白、煩躁、脅部不適、少腹痛、淡

白舌、白苔、弦細脈。現代多種疾病如辨證屬以上病機的皆可靈活應用本方加減治療。

## 第三節 臨證思路與加減

《金匱要略・婦人雜病脈證并治第二十二》第9條是張仲景所示的一個典型病例，「婦人年五十所」為圍停經期，圍停經期可引起諸多臟腑功能失調，以此演變為諸多複雜病症，溫經湯是治療該期的代表方。已故名中醫岳美中先生體會，溫經湯治療婦女圍停經期，症見月經淋漓不斷，少腹疼痛，腰痛臂痛，二便不利，手足心熱，唇口乾燥，精神憂鬱，舌紫苔黃，脈弦而乍疏乍數等症，辨證屬寒凝胞宮，瘀積下焦，營血不布，而生虛熱者，常服良效，將溫經湯改為丸劑內服亦驗。

氣滯者加香附，香附為血中氣藥，能疏肝理氣，調經止痛，李時珍稱之「氣病之總司，為女科之仙藥」，可治婦人崩漏帶下，月候不調，胎前產後百病，溫經湯加香附，增加了行氣止痛調經的功效。另一行氣藥物延胡索，亦經常加入溫經湯使用，延胡索能行血中氣滯，氣中血滯，能治氣凝血結，上下內外諸痛，為治血利氣第一要藥，延胡索有優良的止痛效果，可增加溫經湯對經痛的療效。

溫經湯溫經去瘀，養血滋陰，其組成藥物中，並無行氣藥物，若患者氣滯明顯，可選擇加入香附、延胡索，增加行氣止

痛的療效。

　　虛寒夾瘀者，在寒甚時，經常加入小茴香與艾葉，小茴香可暖腎散寒止痛，多用於寒凝腹痛、痛經、少腹冷痛等症，溫經湯加小茴香，增強了溫經止痛的效果。艾葉可溫經止血暖宮，溫經湯加艾葉，除了增強溫經的效果，亦加強了調經止血的效果，特別適用於崩漏等出血症狀。腎虛者，腎虛腰痛時可加入續斷、杜仲、巴戟天、菟絲子等補腎藥也經常加入使用。在血瘀明顯的情況，溫經湯最常加入桃仁增強祛瘀效果。大棗益氣和胃，也常加入溫經湯增強其補虛的功效。

　　一般在臨床上有時會擔心阿膠、麥冬過於凝滯，故血瘀甚者有時會去麥冬、阿膠；若是寒甚的患者，有時會去麥冬、牡丹皮，生薑在溫經湯中為佐藥，故在加減方中有時會被捨棄，半夏在溫經湯中一般認為與麥冬合用，使麥冬滋而不膩，半夏可和胃運脾，燥溼散水以防津液之壅，在使用溫經湯時減去麥冬、阿膠，也經常同時減去半夏。

# 第三章
## 臨床應用與各論解析

### 第一節　內科疾病

#### 久瀉

泄瀉是以排便次數增多、糞質稀溏或完穀不化，甚至瀉出如水樣為主證的病症。古代又稱為「溏泄」、「注泄」、「飧泄」、「鴨溏」等。古有將大便溏薄而勢緩者稱為泄，大便清稀如水而勢急者稱為瀉，現臨床一般統稱為泄瀉。泄瀉有暴瀉和久瀉之分。急性泄瀉若久久不癒，反覆發作持續2個月以上者則成久瀉。現代醫學中大腸激躁症、炎症性腸病（潰瘍性結腸炎、克隆氏症）、膽囊切除術後、慢性胰腺炎、甲狀腺功能亢進症、吸收不良症候群（乳糖不耐、乳糜瀉）等病所致腹瀉均隸屬於中醫之「久瀉」範疇。

**醫案精選**
◎案

某，女，58歲。2014年11月17日初診。2014年3月8日因發熱，上腹部疼痛劇烈至兩側腰部，入院治療。某醫院診

斷為：①重症胰腺炎。②膽囊結石伴急性膽囊炎。③瀰漫性腹膜炎。④低蛋白血症。3 天後行膽囊及胰腺壞死病灶切除術，18 天後出院，在家服用疏肝理氣、清熱解毒、通裡攻下的清胰湯（柴胡、白芍、生大黃、黃芩、胡黃連、木香、延胡索、芒硝），服藥 2 個月，腹痛消失，大便正常。停藥 1 週後，出現腸鳴、泄瀉，間隔 1 小時左右發作 1 次，且腹部疼痛，下腹痛甚。口服瀉痢停後，泄瀉有所緩解，但停藥後泄瀉再作。到醫院複診，醫生將清胰湯去大黃、芒硝續服，效果不佳。後經數次更醫，均以脾虛泄瀉、脾腎陽虛等病症治療。患者泄瀉日數次，晨起腸鳴、腹痛，大量稀水便。腹痛在小腹，泄瀉後有不盡感，面色晦暗，傍晚發熱，口乾不欲多飲，舌暗紅邊有瘀斑，脈象弦澀。該女性患者，年齡五十有餘，泄瀉 6 月餘，與《金匱要略》「婦人年五十所，病下利，數十日不止」相似，且諸症狀與溫經湯主證相符，投以溫經湯原方。

處方：吳茱萸 20g，當歸 20g，川芎 20g，白芍 20g，人參 20g，桂枝 20g，阿膠 20g（烊化），生薑 20g，牡丹皮 20g，甘草 20g，半夏 15g，麥冬 15g。10 劑，日 1 劑，水煎服。

患者服用 5 劑後，泄瀉次數減少，腹痛程度減輕，但晨起腸鳴、腹痛、泄瀉不減。囑其自第 7 劑藥後，每劑加補骨脂 20g、肉荳蔻 20g、五味子 20g、大棗 10 枚。連服 4 劑後，諸證狀皆減輕。效不更方，續投 10 劑，每劑服 2 天，服藥 20 天後，久瀉痊癒。

按溫經湯一直被醫家們作為調經祖方，臨床常用於治療月經不調、痛經、赤白帶下、崩漏、胎動不安、不孕等症。以其治泄瀉，療效滿意，有幾點感想： 溫經湯治療「下利」，乃古人之經驗，許多醫家對溫經湯主證原文「下利」進行質疑，認為是「下血」，如《金匱要略直解》，特別是吳謙《醫宗金鑑》校勘為「下血」。後世一些《金匱要略》著作將「下利」直譯為「下血」，或曰「作下血解」。查閱中醫教材《方劑學》溫經湯功用，主治均未提到治療「下利」。其實，「下利」乃作者本意。詳查《金匱要略》諸方，方後所言皆是煎法、服法或臨證加減，而溫經湯方下，除煎法、服法外，後載「亦主婦人少腹寒，久不受胎，兼治崩中去血，或月水來多，及至期不來。」前後對照如「下利」為「下血」，後載之言乃為贅述，這不是張仲景惜字如金的風格。所以說，此方應是瘀血下利的主方。 溫經湯治療下利確有良效，古人不欺我也。據查《金匱要略講義》釋譯：本方對年老婦人因瘀血而致下利，日久不癒的，用之，亦頗有效。《金匱要略心典》云：「婦人年五十所，天癸已斷而病下利，似非因經所致矣。不知少腹舊有積血，欲行而未得遽行，欲止而不能竟止，於是下利窘急，至數十日不止。暮即發熱者，血結在陰……手掌煩熱，病在陰，掌亦陰也。唇乾口燥，血內瘀者不外榮也，此為瘀血作利，不必治利，但去其瘀而利自止。」本案患者下利 6 月餘，服溫經湯而止，進一步證明溫經湯治瘀血下利有良效。 溫經湯治療泄瀉是治病求本思想的表現。本案泄瀉係瘀血所致，前醫治療效果不佳，是因為沒有袪除瘀血。然袪瘀不可攻下，因患者五十

有餘，天癸已絕，攻下之藥不堪適宜，應用溫經散寒、祛瘀養血之溫經湯，使瘀血得溫而行，瘀血去而利自止。後與溫腎暖脾、固腸止瀉的四神丸合用，則病痊癒。曾記先師王維昌治療一些頑固性疾病，認為久病多虛，虛則致瘀，多先投7劑血府逐瘀湯加減方，然後隨證調治，每每收到意想不到的效果。本案有脾腎陽虛的病症，前醫辨證施方不效者，乃因瘀血不除也，而應用溫經湯治療是治病求本思想的具體表現。

## 第二節　婦科疾病

### 1. 月經不調

月經不調是婦科患者就診的主要病症之一，臨床上有月經不規則、閉經、不孕症等多種，表現為乏力，心悸，面色黃，皮膚微乾，形體比較瘦，舌質淡，苔白，脈細澀或細遲，伴有腹痛，煩躁，惡寒，喜熱，唇甲色澤不榮，口不渴等症狀。西藥治療主要是用雌激素、孕激素來調整月經週期，用可洛米分促排卵，療效不一。

**醫案精選**
◎案

邢某，女，31歲。2013年7月10日初診。月經推遲4個月。既往月經每次推遲7天，量少，色暗紅，白帶量多，月經期前

伴乳房脹痛。孕 1 流 1 產 0，既往有盆腔炎病史。腹部超音波檢查示：盆腔少量積液。現症見：月經量少，伴乳房脹痛，小腹疼痛，舌暗紅、少苔，脈沉細。中醫診斷為月經後期。辨證為腎虛血瘀。治以溫腎、祛寒、調經。方予溫經湯合二至丸加減。

處方：吳茱萸、桂枝、白芍、乾薑、麥冬、阿膠、澤瀉、法半夏、當歸、川芎、茯苓、白朮、黨參免煎劑各 2 包，牡丹皮、女貞子、墨旱蓮各 1 包。每劑用溫水溶解後分為兩份，早、晚飯後半小時溫水各沖服 1 份，7 劑為 1 個療程。菟蓉益腎顆粒 2 盒，每次 1 包，每日 3 次，飯後半小時溫水沖服。

1 個療程後症狀未見好轉，囑患者繼續服用原方 1 個療程。後月經量較前增多，小腹疼痛較前稍有好轉，囑其繼續服用原方，2 個療程後患者月經週期正常，乳房脹痛較前明顯好轉，心情愉悅。隨訪 6 個月無復發。

按《婦人大全良方·調經門》引王子亨所言：「過於陰則後時而至。」李衛青教授辨該病為腎虛血瘀型月經後期，患者稟賦素弱，既往有盆腔炎、流產史，衝任受損，衝任虧虛，血虛不能充盈胞宮，血海不能按時滿溢，故月經週期延後；肝腎受損，肝腎陽虛無以溫煦胞宮，肝鬱氣滯乳房脹痛；虛寒血瘀故小腹疼痛，舌暗紅、少苔，脈沉細亦腎虛血瘀之舌象脈象。應當重視溫陽祛寒治月經後期，予溫經湯合二至丸加減，方中吳茱萸、桂枝、乾薑溫經散寒，當歸、川芎養血活血，阿膠、麥冬、芍藥養陰，茯苓、白朮健脾益氣，澤瀉祛溼，法半夏燥溼

和中，黨參大補元氣，女貞子、墨旱蓮補益肝腎。諸藥合用補益肝腎，養血活血，散寒祛溼，使衝任和而月經週期正常。

## 2. 痛經

痛經是經行前後或經行時，出現週期性小腹疼痛，或痛引腰骶，甚則劇痛昏厥為特徵的一種疾病，為中青年婦女常見多發病。

痛經發病有情志所傷、起居不慎或六淫為害等不同病因，並與素體及經期、經期前後的特殊生理環境有關。其發病機制主要是在這期間受到致病因素的影響，導致氣血運行不暢，經血流通受阻，以致「不通則痛」。痛經是婦科常見病，其主要機制是氣血運行不暢所致。中醫參照《中醫婦科學》第 5 版教材的辨證分型：分寒凝血瘀、氣滯血瘀、肝腎虧虛、溼熱瘀阻。寒凝血瘀型多發生於青春期少女。疼痛發生在經前或經後；疼痛的性質有絞痛、痠痛、脹痛等。因身體特質、致病因素的差異，其臨床表現各不相同。輕者僅有輕微不適，如精神緊張、恐慌、煩躁失眠等；重者大汗淋漓、輾轉反側，甚至需用 Pethidine 止痛，對青少年女性的學習、生活帶來很大影響。以往西醫治療痛經多採用對症治療，不良反應大且療效差，近年來，採用活血溫經湯治療寒凝血瘀型痛經往往能獲得滿意的臨床療效。

## 醫案精選
◎案

王某，女，18 歲，學生。2002 年 4 月 12 日初診。患者 13 歲月經初潮，月經週期 40～55 天不等，15 歲時因經前淋雨而致腹痛至今，每月經前 2 天，即出現小腹持續性墜脹痛冷痛，口服止痛藥或熱敷後腹痛減輕。近半年來每於經期第 1 天即腹痛劇烈、冷汗淋漓、面色蒼白，肌肉注射止痛針不能緩解。症見：月經將至畏寒，四肢欠溫，舌質暗、邊有瘀點、苔薄白，脈沉緊。辨證為寒凝血瘀。治以溫經活血、祛瘀止痛。方用溫經湯加減。

處方：溫經湯加艾葉、益母草各 12g。5 劑，水煎加紅糖，分 2 次溫服。同時配合針灸承山（雙側，行瀉法）、三陰交（雙側，行補法）。忌食生冷，忌用涼水。

服 5 劑後月經來潮，停服湯藥，經期腹痛減輕。囑在下次月經前 7 天，繼服上方，連續 2 個月經週期，經來腹已不痛。隨訪 1 年，痛經未再發作，月經正常。

按痛經是婦科常見病、多發病之一，以青年未婚及已婚未育者最為多見，其病之發生多因素體肝腎不足，或受寒邪，情志憂鬱，衝任不調。氣血運行不暢，氣滯血瘀，加之經期常涉水飲冷，致氣滯寒凝，血瘀更甚，「不通則痛」。治以溫經散寒，活血祛瘀止痛，加減溫經湯正投此意。溫經湯出自《金匱要略》一書，方中吳茱萸、桂枝、炮薑溫經散寒；當歸、川芎、白

芍養血活血，緩急止痛；黨參、半夏、甘草益氣健脾，助調衝任；隨證加減，使此方溫中有行，溫中有養，溫而化瘀，溫而止痛，共達溫通經脈，暢達氣血，奏「通則不痛」之功。三陰交穴是肝、脾、腎三條陰經之交會穴，該穴能調補肝腎、疏肝理氣、調經止痛；承山穴乃足太陽膀胱經穴，取治痛經乃民間經驗選穴（其機制未明瞭，有待研究），針灸配合內服藥治療，加強溫經止痛的治療效果。

藥理研究顯示，許多活血化瘀藥物均有增加血流量、擴張血管、促進瘀血消散、舒張平滑肌、調節內分泌等作用，從而改善了子宮平滑肌的營養和缺氧狀態。本方從溫經活血、逐瘀止痛入手，而獲改善症狀，調經止痛之目的。

◎案

鄧某，女，24 歲，某大學新聞系研究生，身高 172cm，體重 45kg，形體消瘦。有胃下垂及嚴重的頭痛、痛經史。家境尚可，苦於身體柔弱而不能出國深造。經前痛經尤甚，每次需服用止痛藥或益母草，月經時間尚準，色暗紅；手足冷，但手足心熱，平素怕冷，冬天需要電毯才能睡覺；胃中不舒，時有噁心，渾身痠痛，項強；大便偏乾；口唇乾燥，唇色暗紅，舌質黯淡。曾用四逆散等方藥治療，服用後效果不甚明顯。方用溫經湯合小柴胡湯加減。

處方：吳茱萸 5g，黨參 10g，麥冬 20g，炙甘草 5g，薑半夏 6g，肉桂 5g（後下），當歸 6g，白芍 10g，川芎 6g，阿膠

10g（烊化），牡丹皮 6g，柴胡 10g，黃芩 10g，乾薑 5g，大棗 20g。服用 1 個月後大效，複診時痛經已罷，體重增加。

按用四逆散治療無效，先排除陽氣內鬱不發所致的痛經。其人雖自覺手足心煩熱，口唇乾燥，似為熱證，但怕冷，冬天需要電毯才能睡，舌質黯淡，小腹部疼痛，經色暗紅等顯然是寒證。根據《金匱要略・婦人雜病脈證并治第二十二》中溫經湯條文「……暮即發熱，少腹裏急，腹滿，手掌煩熱，唇口乾燥……亦主婦人少腹寒……」，方當用溫經湯。又據其痛經十分頑固，經前為甚，每月如此，為月節律，為柴胡所主之「往來寒熱」範疇，故合用小柴胡湯。方證相應，效若桴鼓。

◎案

李某，女，45 歲。2006 年 11 月 28 日初診。患者痛經已有多年，久治不癒，近來加重。末次月經為 11 月 5～9 日；每次月經來潮均臉色慘白，因疼痛難忍需就地蜷縮，必須服用止痛藥才可緩解經期 3～5 天，經行不暢，時有停經一天復來一天的現象，同時伴有明顯的腰痠乏力感；月經量較以前明顯減少，顏色黯淡；婦科檢查無異常；形體中等，面部有雀斑；患者經常頭痛，肩膀痠痛，因左側手臂抬舉受限被診斷為五十肩；睡眠不佳，常處於似睡非睡狀態；大便正常；舌暗紅，苔白。方用溫經湯加減。

處方：吳茱萸 10g，黨參 12g，麥冬 20g，炙甘草 6g，薑半夏 6g，肉桂 6g（後下），當歸 10g，白芍 10g，牡丹皮 6g，赤

芍 10g，川芎 6g，阿膠 12g（烊化），細辛 5g，乾薑 6g，大棗 30g。

服藥半月後複診，患者述痛經大為好轉，幾乎不影響工作和生活；經行順暢，腰痠減輕，頭痛未作，且左側手臂伸展已經較為自由。原方令其熬膏冬日服用以鞏固療效。

按患者痛經較甚，其經行不暢，經色黯淡，頭痛，肩痛，面部雀斑，舌暗紅表示體內有瘀血阻滯，不通則痛，此為實；然而患者已 45 歲，正處於圍停經期，卵巢功能趨於下降，雌激素分泌開始紊亂，患者的睡眠不佳和容易乏力也表明身體狀況開始衰退，此為虛；結合苔白伴痛經說明體內有寒；此為虛實夾雜之證，血瘀血虛伴有寒凝。用溫經湯溫養活血止痛，其中吳茱萸、桂枝祛寒溫通，白芍、甘草、川芎、牡丹皮、阿膠、當歸養陰血而活血緩急止痛，麥冬、黨參、半夏、乾薑、大棗、甘草調理脾胃，因中焦為氣化之樞，中焦得養，氣機通暢於是通則不痛；因患者疼痛症狀明顯，且常處於似睡非睡之萎靡狀態，故加細辛以溫陽止痛。

◎案

張某，女，29 歲，已婚。2000 年 8 月 5 日初診。自 13 歲月經來潮，每次行經期間小腹呈持續性疼痛，血量不多，有血塊，血塊排出後疼痛緩解，服止痛藥無效。西醫婦科檢查子宮、附件正常。刻診時為月經第 1 天，症見：腹部劇烈疼痛，痛時肢冷，汗出，面色白，泛惡欲吐，時有小腹及腰背涼感，喜按，

得暖則舒，經量多、色暗紅，有大血塊，舌質紫暗，邊有瘀點，脈弦澀。辨證屬寒蘊胞宮、寒凝血瘀。方用溫經湯加減。

處方：桂枝10g，吳茱萸10g，川芎10g，當歸15g，白芍10g，牡丹皮10g，炮薑6g，半夏10g，麥冬10g，阿膠6g，炙甘草6g，延胡索10g，香附10g，烏藥6g，丹參15g。

服藥6劑，下次月經來潮，上述諸證明顯緩解，再於下次經前服6劑，3個月後痊癒無復發，唯感陰部墜脹。

按婦女在月經前後及行經期間小腹劇烈疼痛，有時伴有噁心、嘔吐等，這種現象就是痛經，經行腹痛，證有虛實，其主要病機是氣血運行不暢所至。本案為寒溼傷於下焦，客於胞宮，經脈為寒溼所凝，運行不暢，滯而作痛。用上方溫經散寒，養血活血祛瘀，藥證相符而獲效。

## 3. 原發性痛經

婦女正值經期或經行前後，出現週期性小腹疼痛，或痛引腰骶，甚至劇痛暈厥者，稱為痛經。從西醫來講，原發性痛經又稱功能性痛經，是指生殖器官無器質性病變，臨床以青少年女性多見，因其對女性造成不同程度的困擾，影響工作、生活、學習，故越發得到重視。

《金匱要略·婦人雜病脈證并治第二十二》云：「婦人之病，因虛，積冷，結氣……血寒積結胞門，寒傷經絡。」張仲景明

確指出寒、虛、氣是導致婦人病的主要病因。「無瘀不作痛」，宋氏婦科認為原發性痛經以「瘀」是本病病機之關鍵，或因氣滯血瘀，寒凝，或是氣血虛弱，肝腎虧虛，均可產生氣血運行不暢，衝任失調，不通則痛。現代女性由於工作生活壓力大，往往思慮過多、脾氣急躁導致肝氣鬱滯，脾氣虛弱或因過食生冷、暴飲暴食傷及脾胃陽氣，氣機運行不暢則形成瘀血。血得溫則行，得寒則凝，血寒凝澀則產生瘀血；氣為血之帥，氣虛則無力推動血的運行或氣行則血行，情志不舒則氣機鬱結，氣滯則血液運行不暢。

《婦人大全良方・月水行或不行心腹刺痛方論第十二》溫經湯，若經道不通，繞臍寒疝痛徹，其脈沉緊，此由寒氣客於血室以致血氣凝滯，臍腹作痛，其脈沉緊。當歸、川芎、芍藥、桂心、莪朮（醋炒）、牡丹皮各五分、人參、牛膝、甘草（炒）各七分，水煎服。此方當歸、川芎、牡丹皮、川牛膝活血化瘀，通經止痛，黨參、甘草補益脾氣以助行血，莪朮破血行氣以助化瘀，桂枝溫經通脈，全方從活血、行氣、溫通三方面使瘀血得出路而去。金玉青、沈舒、王德立、許源等的現代藥理研究證明：當歸、黨參、川芎、川牛膝、桂枝、莪朮具有抗血小板凝集的功效，其中當歸、黨參還能增加紅血球及血紅素水平。臨床中常以《婦人大全良方》溫經湯加減治療原發性痛經，並隨證加減用藥。臨證治療原發性痛經也應辨證論治，陳學奇總結了六種類型的原發性痛經，主要分因「實」不通之肝鬱氣滯型、

血熱瘀滯型、寒凝血瘀型、溼熱瘀滯型，因「虛」不榮之痛經，又可分腎虛血瘀和氣虛血瘀兩種類型。肝氣鬱結，久鬱化火應疏肝清肝，痛經止痛，血熱內灼，氣滯血瘀應清熱涼血、理氣活血、祛瘀通絡，溼熱蘊結，氣血壅滯應清熱除溼、化瘀止痛，寒凝氣滯，氣滯血瘀應溫經散寒、理氣活血止痛，肝腎虧虛、胞脈失養應補腎益精、養血止痛，氣血虧虛，胞脈失養應益氣養血、調經止痛。

在辨證論治的基礎上，痛甚者加延胡索、沒藥、五靈脂以活血止痛，加吳茱萸、細辛散寒止痛，配白芍柔肝止痛，白芥子、山慈菇行氣散結以止痛；血瘀明顯者加薑黃、劉寄奴活血化瘀，通經止痛；氣虛明顯者輔以四君子湯平補脾氣；肝鬱氣滯者用逍遙散疏肝解鬱；噁心、嘔吐者加炙枇杷葉、竹茹、薑半夏降逆止嘔；四肢不溫者加巴戟天、鹿角霜溫補腎陽。

**臨證精選**

（1）劉氏探討中藥溫經湯辨證治療原發性痛經的方法及效果。觀察48例患者，經過相應婦科檢查和輔助檢查，均為排除全身或局部器質性病變的原發性痛經患者，症狀上符合原發性痛經診斷。年齡在14～36歲，未婚者30例，已婚者18例。其中14～24歲25例，25～30歲15例，31～36歲8例。病程最長20年，最短3年。伴噁心、嘔吐或有腹瀉，手足發冷者27例；伴有心煩易怒，胸脅乳房脹痛者20例；伴腰痛者16例；伴月經量少、色淡，神疲乏力者12例；伴月經量多有塊者10例；

伴有夜臥不安者 6 例。診斷標準、診斷依據均參照《中醫病症診斷療效標準》：①經期或經行前後小腹疼痛、痛連腰骶，甚則暈厥，呈週期性發作。②好發於未婚年輕女子。③全部病例均排除炎性疼痛及器質性病變，占位性病變所致疼痛。中醫治療基本方均用溫經湯加減。

處方：人參 15g，當歸 20g，川芎 15g，肉桂 20g，莪朮 15g，牡丹皮 15g，甘草 10g，牛膝 15g，白芍 15g。

隨證加減：伴噁心、嘔吐，或有腹瀉，手足發冷者，去牡丹皮，加小茴香、炮薑、吳茱萸、山藥；伴心煩易怒，胸脅乳房脹痛者，去人參，加香附、延胡索、川楝子、烏藥；伴腰痛者，加桑寄生、續斷、狗脊；伴月經量少、色淡，神疲乏力者，去莪朮、牡丹皮，加黃耆、山藥、五靈脂、蒲黃；伴月經量多有塊，經期去莪朮、牛膝，酌加炮薑炭、艾葉炭、茜草；伴有夜臥不安者，加遠志、合歡花、首烏藤。

服用方法：水煎服，日 1 劑，於經前 3 天開始服藥，經行繼續服用，經後 3 天停藥，為 1 個療程，連續服用 3 個月經週期。

療效標準：根據《中醫病症診斷療效標準》擬訂。①治癒：疼痛消失，連續 3 個月經週期未復發。②好轉：疼痛減輕或消失，但不能維持 3 個月經週期。③無效：疼痛未見改善。

結果：臨床治療 48 例患者，治癒 26 例（54.16%），好轉 18 例（37.50%），無效 4 例（8.33%），總有效率為 91.66%。

按中醫學認為，痛經的發生，無外虛實兩者。虛者皆因胞宮失於濡養，「不榮則痛」；實者，皆因胞宮氣血運行不暢，「不通則痛」。正如《景岳全書》記載：經行腹痛，證有虛實。實者或因寒滯，或因血滯，或因氣滯，或因熱滯；虛者有因血虛，有因氣虛。大體臨床所見之痛經，以虛實夾雜者為多，單純虛證、實證者少見。因寒而致痛者又占大半。《素問·舉痛論》論痛十二條，其中屬於寒痛的有十一條，這說明痛的病因，大半因於寒，所以痛經屬於寒的或兼寒的也占大多數。因此溫經散寒、行氣活血、袪瘀止痛是治療痛經的基本法則。且臨床用藥，不可一味攻補，應根據女性不同時期的生理特點及不同的地域特徵，來選取適當的藥物。《婦人大全良方》溫經湯中，以肉桂溫經散寒，當歸養血調經，川芎行血中之氣，三藥溫經散寒調經。藥理實驗顯示：溫經散寒的肉桂鎮痛作用類似阿斯匹靈，並能提高痛閾；當歸有緩解子宮痙攣收縮的作用，並可不同程度地擴張周圍小血管，改善微循環，從而改善子宮平滑肌的營養和缺氧狀態，故能有效地緩解痛經。人參甘溫補元，助當歸、川芎、肉桂宣通陽氣而散寒邪。莪朮、牡丹皮活血袪瘀，牛膝引血下行，加強活血通經之功。白芍、甘草緩急止痛。全方有溫經散寒、益氣通陽、調經止痛之功。臨床應用時，針對痛經不同伴症，隨證靈活配伍：寒象明顯，伴嘔吐、腹瀉者加小茴香、炮薑、吳茱萸、山藥，佐主方溫中散寒、和胃理脾；鬱滯者加香附、延胡索、川楝子、烏藥，共奏疏肝解鬱、行氣止痛之功；腰痛重加桑寄生、續斷、狗脊益腎強腰；

虛耗乏力者加黃耆、山藥、五靈脂、蒲黃，可益氣健脾、養血活血；因寒之統攝失權者加炮薑炭、艾葉炭、茜草以溫經攝血止血；虛損傷神者加遠志、合歡花、首烏藤以寧心安神。諸藥合用，使寒者得溫，鬱滯不通者得行，虛耗者得補益，不統者得統攝收斂，標本兼顧，甘溫補益不礙邪，去瘀行氣而不傷正，病因乃去，氣血和順，則經痛自止。

（2）加減溫經湯治療原發性痛經。原發性痛經無盆腔器質性病變，也稱功能性痛經，為婦科門診常見的就診病種之一，對患者帶來身心上的痛苦，西醫治療以鎮痛為主，長期應用易產生依賴性。

馮氏等觀察溫經湯治療原發性痛經衝任虛寒證患者的臨床療效。觀察原發性痛經衝任虛寒證患者23例，年齡16～23歲。痛經發生距初潮時間6個月至3年，平均1.85年，未婚未育18例（78.26%），有妊娠史5例（21.74%）。根據第七版《婦產科學》教材診斷標準擬定：①經期或經行前後小腹疼痛，痛及腰骶，甚至暈厥，呈週期性發作。②多發生於月經初潮後2～3年的青春期少女或未生育的年輕婦女，年齡18～35歲。③排除盆腔器質性病變所致腹痛；中醫辨證標準根據《中醫病症診斷療效標準》，辨證屬衝任虛寒證：經行小腹冷痛，得熱則舒，腹痛喜按，經量少，色紫暗有塊，手心煩熱，唇口乾燥伴畏寒肢冷，小便清長，大便稀薄，舌淡苔白，脈沉遲緩弱。納入標準：符合西醫原發性痛經診斷標準和中醫衝任虛寒證辨證標準，並

簽署知情同意書。

排除標準：①西醫診斷屬繼發性痛經，經檢查證實由盆腔炎、子宮內膜異位症、子宮肌瘤、卵巢病變等所致痛經者。②月經不調。③合併有心血管、肺、肝、腎及造血系統等嚴重原發性疾病者，精神病患者。④妊娠或哺乳期婦女。⑤凡不符合納入標準，未按規定用藥，無法判斷療效或資料不全等影響療效和安全性判斷。中醫治療均予以溫經湯加減。

處方：吳茱萸45g，桂枝30g，當歸30g，川芎30g，白芍30g，牡丹皮30g，阿膠45g（烊化），麥冬60g，黨參60g，甘草30g，半夏45g，生薑30g。

臨證加減：經期腹痛伴大血塊排出或血塊量多加三稜、莪朮；經期腹痛伴噁心、嘔吐加薑竹茹；經期腹痛、冷痛較劇加艾葉；經期腹痛伴腹脹、乳房脹痛加青皮、烏藥。

服用方法：日1劑，水煎2次，頭煎加水500ml煎取200ml，二煎加水400ml煎取200ml，兩煎混合後，分別於早、晚分次服用，服藥期間停用其他鎮痛藥物，忌濃茶、咖啡、辛辣刺激食物。每次共服7劑，連服3個月經週期，停藥後觀察3個月經週期。結果：本組23例患者，痊癒16例，有效4例，無效3例，總有效率86.96%。患者全部獲得隨訪，隨訪3～4個月，治癒者3個月內無復發。

## 醫案精選

### ◎案

某，女，20 歲，學生。2010 年 12 月 16 日初診。經行腹痛 3 年餘，曾服用止痛藥、Ibuprofen 等藥物，效果不理想。現月經來潮第 2 天，小腹部疼痛喜按，伴噁心、形寒肢冷、手心煩熱、月經澀滯不爽、色暗、血塊量多、舌淡苔白，脈沉遲緩弱。西醫診斷為原發性痛經。中醫診斷為經行腹痛。辨證為胞宮虛寒、瘀血停滯。治予溫經散寒、祛瘀養血。方用溫經湯加減。

處方：溫經湯加三稜 10g，青皮 10g。日 1 劑，共 7 劑，分別於早、晚分次服用，囑下次月經來潮再診。

二診：月經來潮，未見明顯腹痛，經色轉紅，無血塊，繼投溫經湯 7 劑，結果行經 5 天乾淨，未見小腹痛。隨訪 3 個月，月經週期 26 天，經色紅，5 天乾淨，腹痛未見復發。

按本病屬虛實寒熱錯雜，而側重於寒實，故治當溫經散寒與活血祛瘀並用使血得溫則行血行瘀消，再輔以養血、清熱之法。予以溫經湯治之，方中吳茱萸辛苦大熱，入肝胃腎經，辛則能散，苦能降泄，大熱之性又能溫散寒邪，故能散寒止痛；桂枝辛甘溫，能溫經散寒，通行血脈。兩藥合用，溫經散寒，通利血脈之功更佳，共為君藥。當歸、川芎、芍藥俱入肝經，能活血祛瘀，養血調經；牡丹皮味苦辛性微寒，入心肝腎，活血祛瘀，並退虛熱，共為臣藥。阿膠甘平，氣味俱陰能養肝血而滋腎陰，具養血止血潤燥之功；麥冬甘苦微寒，能養陰清熱。

兩藥合用，養陰潤燥而清虛熱，並制吳茱萸、桂枝之溫燥。人參、甘草味甘入脾，能益氣補中以資生化之源，陽生陰長，氣旺血充。半夏辛溫，入脾胃而通降胃氣，與人參、甘草相伍，健脾和胃，有助於祛瘀調經；生薑辛溫，溫裡散寒，與半夏合用，溫中和胃以助生化，共為佐藥。甘草又能調和諸藥，兼為使藥。諸藥相伍，溫經散寒以活血，補養衝任以固本，則瘀血去，新血生，虛熱退，月經調而病自除。全方溫經散寒，祛瘀養血，不僅止痛效果明顯，而且具有顯著的調經作用。

◎案

馬某，女，21歲。2014年4月9日初診。主訴：經行腹痛伴噁心欲吐，周身寒冷，4年。末次月經3月14～18日，平素經量可，色暗，夾小血塊，得溫則減，經前胸脹，觸之則痛，甚則不能觸衣，伴腰痠甚，幼時過食生冷，平素四末不溫。舌質紫暗苔薄白，邊有齒痕，脈弦細尺脈弱。中醫診斷為痛經。辨證為寒凝血瘀。治以活血化瘀、溫經止痛。方用溫經湯加減。

處方：黨參30g，桂枝10g，莪朮10g，牡丹皮10g，川芎10g，柴胡6g，當歸10g，赤芍15g，川牛膝20g，益母草30g，薑黃15g，劉寄奴15g，五靈脂15g，白芍30g，甘草6g，延胡索30g，沒藥20g，吳茱萸10g，細辛3g，白芥子15g，路路通20g，通草10g，桑寄生30g，續斷15g，杜仲15g。7劑，水煎服，日2次。囑患者心情愉悅，注意保暖。

二診：2014年4月16日，患者訴4月10日經至，諸證減

101

輕，但仍有噁心，舌淡紫苔薄膩、邊有齒痕，脈沉緩尺脈弱。治療在原方基礎上加清半夏 30g，枳殼 20g，炙枇杷葉 12g，竹茹 15g。7 劑，水煎服，日 2 次。

三診：2014 年 4 月 23 日，患者訴無明顯不適，舌紫暗苔薄白，邊有齒痕，脈沉緩而弱。治療在首方的基礎上加茯苓 15g，白朮 10g，益母草 30g，紅花 20g。14 劑，水煎服，日 2 次。

四診：2014 年 5 月 7 日，患者自訴今日經至，諸證皆無，心情愉悅。

按患者幼時過食生冷導致寒凝血瘀，血得寒則凝，血行不暢則行經腹痛，血塊下則痛減，及腹痛得溫則緩，說明本病為實寒證，舌診脈診亦已證明。《素問‧調經論》「血氣者，喜溫而惡寒，寒則泣不能流，溫則消而去之」，故以溫經湯為主，隨證加延胡索、沒藥、五靈脂、白芍、細辛緩解腹痛症狀；薑黃、劉寄奴增強活血化瘀之功；路路通、通草通氣活絡；桑寄生、續斷、杜仲補肝腎，強筋骨減輕腰痠之證；益母草、紅花養血活血；竹茹、炙枇杷葉、薑半夏對嘔吐作用；柴胡歸肝、膽經，引藥入肝經，疏肝解鬱。

◎案

劉某，女，32 歲。2014 年 9 月 17 日初診。主訴：自初潮起痛經合併月經量少，加重 3 個月。末次月經 2014 年 9 月 16 日至今，患者訴 3 個月前大怒後諸證加劇，現經量不足原經量 2 分之 1，經期小腹脹痛伴下墜感，塊下痛減，經色暗紅，經前胸脹甚

則不能觸衣，平素脾氣急躁。舌質紫暗，苔薄白，有裂紋，邊有齒痕。脈弦澀尺脈沉。中醫診斷為痛經。辨證為腎虛肝鬱、氣滯血瘀。治以疏肝理氣、活血化瘀。方用溫經湯加減。

處方：黨參 30g，桂枝 10g，莪朮 10g，牡丹皮 10g，川芎 10g，柴胡 6g，當歸 10g，赤芍 15g，川牛膝 20g，益母草 30g，薑黃 15g，劉寄奴 15g，五靈脂 15g，白芍 30g，甘草 6g，延胡索 30g，沒藥 20g，北沙參 20g，麥冬 15g，川楝子 10g，製何首烏 15g，枸杞子 15g，熟地黃 15g，山茱萸 20g，茯苓 15g，白朮 10g，甘草 10g，紅花 20g。7 劑，日 1 劑，水煎，分 2 次溫服，囑患者心情愉悅。

服藥後症狀明顯緩解，隨證加減治療 3 月餘，經量尚可，痛經痊癒。

按患者因情志刺激大怒則傷肝，肝失條達，氣滯血瘀，瘀血阻胞宮、衝任，導致血行不暢，「不通則痛」則痛經月經量少症加劇，《張氏醫通》云：「經行之際……若鬱怒則其逆，氣逆則血滯於腰腿心腹背肋之間，遇經行時則痛而重。」肝鬱氣滯，經脈不利，故乳房脹痛；以溫經湯為主方，又因有形之血生於無形之氣，故加四君子湯，補氣生血兼助行血化瘀。「經水出諸腎」月經的產生以腎為主導，腎藏精，肝藏血，以熟地黃、山茱萸、枸杞子取左歸飲之意滋補腎精，一貫煎滋養肝陰，加之配以逍遙散使肝體得養肝氣得舒。縱觀治療過程，用藥精準，理法方藥周全，治病何愁不癒。

## 4. 子宮內膜異位症

子宮內膜異位症為一種原因未明的常見婦科疑難病之一，其發病主要機制為有生長功能的子宮內膜出現在子宮腔內膜以外的組織，導致患者痛經程度呈漸進性加重，時間長者甚至可造成不孕不育。子宮內膜異位症是育齡婦女的多發病、常見病，其臨床表現具有多樣化，尤以疼痛為主，如痛經、非經期下腹痛、深部性交痛、急腹症、盆腔外疼痛等，約占全部症狀的70%，本病在育齡期婦女中發病率達5.0%～15.0%，嚴重影響了患者的身心健康和生活品質。

**臨證精選**

（1）朱氏觀察化瘀溫經湯聯合Gestrinone治療子宮內膜異位症的臨床效果。選取2011年1月至2013年6月醫院收治的子宮內膜異位症患者120例，隨機分為2組，各組60例。對照組平均年齡（28.5±5.0）歲；平均病程（1.5±0.5）年。觀察組平均年齡（29.0±5.0）歲；平均病程（1.4±0.6）年。2組患者一般數據比較，差異無統計學意義（P＞0.05），具有可比性。

治療方法：對照組給予Gestrinone治療，月經第1天開始服用，每次用量為2.5mg，每週2次，口服，連服3個月經週期。觀察組在對照組治療基礎上給予化瘀溫經湯。

處方：川芎、當歸、乾薑、桃仁、紅花各9g，肉桂、吳茱萸各6g，牡丹皮、益母草、茜草、紫河車各12g，阿膠、太子

參各15g。日1劑，水煎，分2次服。月經乾淨後開始服用，連服3個月經週期。

觀察指標：①對患者痛經程度採用視覺模擬評分法（VAS）評分，範圍為（0～10）分，痛經越嚴重，分值越高。②隨訪1年，比較2組復發情況。③對2組患者進行彩色超音波掃描，觀察比較其治療前後囊腫直徑變化情況。

療效標準：①臨床治癒：症狀、體徵基本消失，子宮接近正常大小，月經基本正常。②顯效：治療後痛經明顯緩解但未完全消失，月經明顯減少，包塊縮小2分之1以上。③有效：症狀、體徵明顯減輕、包塊縮小3分之1。④無效：治療後痛經症狀、月經情況無改善。⑤復發：治療後痛經症狀一度緩解，或消失後又出現疼痛，程度同治療前，月經情況無改善。

結果：總有效率觀察組為95.00％，對照組為85.00％，2組比較，差異有統計學意義（$P < 0.05$）。治療後2組痛經評分和痛經時間均較治療前明顯改善（$P < 0.05$）；治療組上述指標改善較對照組更顯著（$P < 0.05$）。治療後2組囊腫直徑均較治療前明顯縮小（$P < 0.05$）；治療組囊腫直徑縮小較對照組更顯著（$P < 0.05$）。復發率觀察組為12.28％，對照組為28.00％，2組比較，差異有統計學意義（$P < 0.05$）。

按根據子宮內膜異位症的臨床症狀，中醫學將其歸屬於「血瘀痛經」、「月經不調」等範疇。有學者認為，本病主要病因與血瘀有關，血瘀是產生子宮內膜異位症症狀和體徵的關鍵。因血瘀

可導致衝任胞脈經絡阻滯,隧道閉塞,氣血不通,以至於衝任胞脈功能失調,故臨床症狀表現為痛經。隨著血瘀時間的加長,痛經症狀會逐漸加重,嚴重者可表現出噁心、面色蒼白等休克症狀。同時,症狀嚴重者症積形成,阻礙精卵相遇,可導致不孕症。由於新血不得歸經,又常致月經過多等症,時間長者可導致貧血等臨床症狀。除此以外,中醫學也認為本病與痰邪有十分密切的關係。因盆腔異位囊腫的內容物多為棕褐色或巧克力黏稠的陳舊積血,中醫辨證認為此類病症,應不單純是瘀血所致,而應該是痰瘀互結的產物。此與中醫學「津血同源,血滯則致瘀,津液輸布失常,聚而成痰,遂成痰瘀互凝之證」相符合。

臨床上應用中西醫結合方法治療本病,收到較好療效。化瘀溫經湯方中紅花、桃仁、牡丹皮、當歸活血化瘀;阿膠滋陰補血;茜草、益母草活血通絡、調理衝任;太子參益氣健脾,以滋後天之本,使氣血生化有源;紫河車、肉桂、吳茱萸等中藥溫補腎陽,使先天元陰元陽功能復健。諸藥合用,共奏活血化瘀、益氣補血、調理衝任、補益健脾之效,這對於改善盆腔局部微循環,促進包塊吸收,減輕組織黏連有著積極的作用。Gestrinone 作為一種抗早孕藥,其具備抑制孕激素分泌,也具有黃體酮對子宮內膜的作用,使子宮內膜及異位病灶細胞失活、退化,從而導致異位病灶萎縮。二者合用,可促進盆腔異位囊腫吸收,異位病灶萎縮。觀察結果顯示,觀察組臨床療效優於對照組,對患者痛經及異位囊腫的改善也優於對照組,且復發率較低,提示化瘀溫經湯聯合 Gestrinone 可明顯提高子宮內膜異位症的臨床療效,療效肯定,值得臨床推廣應用。

(2) 湯氏等觀察溫經湯治療子宮內膜異位症痛經的臨床療效。觀察病例均為 2013 年 3 月至 2013 年 10 月醫院婦科門診患者，共 60 例，隨機分為兩組。治療組 30 例：年齡 22～42 歲，平均年齡 (25.88±4.09) 歲；對照組 30 例：年齡 24～45 歲，平均年齡 (33.0±5.6) 歲；病程 1～10 年，平均病程 (4.0±2.5) 年。兩組一般資料比較無統計學差異 (P＞0.05)，具有可比性。

診斷標準：西醫診斷標準參照第七版《婦產科學》子宮內膜異位症診斷標準制定。臨床表現：繼發性痛經，且多漸進性加重；婦科檢查：後穹隆或附件區可觸及包塊，輕度觸痛；影像學或實驗室檢查：超音波檢查發現子宮內膜異位症病灶，CA125 升高。中醫辨證為寒凝血瘀。主證：經前或經期，小腹冷痛拒按，得熱痛減；次證：經量少，色暗有塊，畏寒肢冷，面色青白；舌脈：舌暗，苔白，脈沉緊。平均年齡 (32.9±5.4) 歲；病程 1～8 年，平均病程 (4.1±1.9) 年。排除標準：原發性痛經；急慢性盆腔炎或盆腔惡性腫瘤引起的腹部疼痛；子宮腺肌症、子宮肌瘤引起的痛經；卵巢異位囊腫直徑＞5cm 需手術者；治療期間有生育要求者。

治療方法：治療組於月經來潮前 3～5 天服用溫經湯 7 劑。

處方：吳茱萸 15g，當歸 10g，白芍 10g，川芎 10g，黨參 10g，桂枝 10g，阿膠 10g（烊化），牡丹皮 10g，生薑 10g，甘草 10g，半夏 10g，麥冬 10g（去心）。日 1 劑，水煎取 300ml，分早、晚 2 次溫服。

對照組：在痛經時應用 Ibuprofen 緩釋膠囊口服，每次 0.3g，必要時服用。兩組療程均為 3 個月經週期。療程結束後進行療效觀察。

觀察治療前後痛經程度的變化：採用視覺模擬評分法（VAS）進行評定，0 分為無痛；3 分以下為有輕微腹痛，患者能忍受；4～6 分為患者疼痛並影響睡眠，尚能忍受；7～10 分為患者劇烈疼痛，疼痛難忍。結果：治療組總有效率 90.0%，明顯高於對照組的 76.7%（$P < 0.05$）；2 組 VAS 評分均顯著降低（$P < 0.05$），且治療組較對照組降低。

按子宮內膜異位症因其發病機制不清，病變廣泛，形態多樣，且有浸潤、轉移和復發的惡性生物學行為，成為當前臨床難治之症及當代婦科科學研究的熱門問題。而子宮內膜異位症引起的痛經因病程長，病情頑固，疼痛程度較劇，已嚴重影響了育齡期婦女的生活品質和健康狀況。Ibuprofen 緩釋膠囊作為一種常用的非類固醇類抗炎藥，雖然具有較強的鎮痛、解熱、抗炎作用，在經前期使用能夠預防疼痛，經期使用能解痙止痛，給藥方便、見效快，但不能從根本上治癒痛經，且長期服用，藥物不良反應明顯，易產生耐藥性，遠期療效仍不理想。

1990 年召開的一場學術會議，將本病歸屬於中醫學「血瘀症」範疇。子宮內膜異位灶週期性出血，因血不循常道，不能正常排出體外而蓄積於病灶局部，類似中醫「離經之血」，離經之血即為瘀血。瘀血停聚，阻滯衝任、胞脈，氣血運行受阻，

不通則痛,故可見經行腹痛,尤以寒凝所致血瘀者最為多見。以此為依據,採用《金匱要略》溫經湯行溫經散寒、祛瘀養血之功。方中吳茱萸辛苦大熱,辛則能散,苦能降泄,大熱之性又能溫散寒邪,故能散寒止痛;桂枝辛甘溫,能溫經散寒,通行血脈,兩者合用共為君藥;當歸、川芎、芍藥、牡丹皮俱入肝經,能活血祛瘀,養血調經,共為臣藥;阿膠養肝血而滋腎陰,麥冬養陰清熱,兩藥合用養陰潤燥而清虛熱,並佐制吳茱萸、桂枝之溫燥,黨參、甘草益氣補中而資生化之源,陽生陰長,氣旺血充,半夏通降胃氣而散結,與人參、甘草配伍,健脾和胃,有助於祛瘀調經。諸藥合用,溫經散寒以活血,補養衝任以固本,則瘀血去,新血生,共奏溫經散寒、養血止痛之功。

## 5. 崩漏

崩漏指經血非時暴下不止或淋漓不盡,前者謂之崩中,後者謂之漏下,是婦科常見月經病,可發生於女性任何年齡,對患者的工作及生活帶來很大不便,相當於現代醫學的無排卵功能性子宮出血(簡稱功血)。

**醫案精選**
◎案

左某,女,27歲。2013年1月8日初診,經前陰道淋漓不盡出血10餘天,持續半年有餘,近來尤甚。患者初潮13歲。末次月經2012年12月28日,現陰道仍有少量血跡,為咖啡樣,

量少，伴小腹冷痛，手腳冰涼；舌暗、苔白，脈弦。西醫檢查各項指標正常。中醫診斷為崩漏。辨證為胞宮虛寒。治以溫經散寒、祛瘀養血。方用溫經湯加減。

處方：吳茱萸 9g，川芎 10g，當歸 10g，赤芍 10g，牡丹皮 10g，桂枝 10g，薑半夏 10g，麥冬 20g，黨參 15g，阿膠 10g，三七粉 5g（沖服），炙甘草 6g。5 劑，日 1 劑，水煎服。

二診：1 月 13 日服藥後陰道出血停止，自覺小腹冷痛明顯減輕，手腳轉暖。繼以上方連服 10 劑，隨訪未再復發，月經恢復正常。

按《中醫婦科學》將「崩漏」定義為婦女不在行經期間，陰道突然大量出血，或淋漓下血不斷者。前者稱為「崩中」，後者稱為「漏下」。現多數學者認為該病病機為衝任損傷，不能制約經血。造成衝任損傷的原因，歷代醫家多從虛、熱、瘀三端來論述。腎虛在各類崩漏中居於首位，但漏下日久，寒、熱、虛、滯常致血瘀。古人認為瘀結占據血室，而致血不歸經，提出血瘀致崩的觀點，認為血瘀為崩漏的病機。崩漏的病因究其根本為腎虛血虛，血行澀而成瘀，可見腎虛血瘀為崩漏本虛標實之表現。溫經湯出自張仲景《金匱要略》，用治「婦人少腹寒，久不受胎，兼取崩中去血，或月水來過多，及至期不來」。本方適用於衝任虛寒而兼有血瘀之象的多種婦科疾患，後世早已突破婦科雜病的範疇，廣泛應用於各科多種疾病。

## ◎案

李某，女，32 歲，已婚。1998 年 6 月 23 日初診。自訴行經第 7 天經水尚未徹底乾淨即洗冷水澡。浴後即經量逐漸增多。翌日血量明顯增加以致行走不便，自服雲南白藥，肌內注射安絡血、黃體酮等均無效。症見：月經量多，色暗紅，質稀，無血塊。婦科檢查子宮、附件未見異常。平素感到心煩口渴、心悸、怯冷，舌質淡紅、苔白，脈沉細弱。中醫診斷為崩漏。辨證為衝任受寒、瘀血阻滯、血不歸經。方用溫經湯。

處方：桂枝 6g，吳茱萸 10g，川芎 10g，當歸炭 15g，白芍 10g，牡丹皮 10g，生薑 6g，半夏 10g，麥冬 10g，黨參 10g，阿膠 6g，炙甘草 6g，升麻炭 10g，三七粉 3g（沖服），蒲黃炭 10g，生地黃炭 10g，熟地黃炭 10g。1 劑服後，血量明顯減少，3 劑盡服，月經停止。隨訪 2 個月，月經正常。

按「崩漏」即指婦女行經期間，陰道大量出血，或持續下血，淋漓不斷者。而本例患者卻是在行經第 7 天因感寒而致陰道大量下血，屬「崩漏」範疇。經期經血下注，衝任空虛，餘血未盡即用涼水洗浴，導致寒凝衝任，阻滯胞脈，使瘀血未去，新血不守，血不循經，而致大量下血。本著「急則治其標，緩則治其本」的原則，塞流澄源，急投溫經湯加養血止血藥，以達到溫經散寒止血，祛瘀養血之用。瘀血得祛，而新血復歸其經，則血止而病癒。

## ◎案

張某，女性，35歲。因月經淋漓不斷就診，患者訴：生育後出現月經不正常，每次月經提前7天左右，月經色暗，每月經量較少，但持續時間可達10天左右，經行腰腹部不適，偶有經行腹痛，神疲乏力，手足心熱，口乾。舌質暗，苔薄黃，脈弦細。辨證為《金匱》溫經湯證，故予溫經湯加香附、益母草治療，10劑後諸證消失。

按婦女漏下不止，如因氣不固攝導致崩漏，可用補益中氣之品；如因瘀血停留，阻礙新血運行，使血不循經，下血不止，當以「活血逐瘀」為法，待血瘀去除，經隧通暢，血行常道，下血自然停止。然此患者不用以上治療方法，則因其病因為虛寒在內，瘀血內生，新血不生。產後傷氣耗血，經脈空虛，不慎感寒積冷，則氣血凝聚，瘀血停留，因而出現經行少腹疼痛。新血不化，無津上承，則唇乾口燥；血不歸經，乃成淋漓崩漏之症。久漏不止，陰血耗傷，陰精不足，陽浮於上，因而出現手掌發熱。故應用溫經湯之溫經養血治其本，活血潤燥治其標。

## 6. 停經前後諸證

婦女在更年期前後圍繞月經紊亂或停經常見血管舒縮功能症狀，如潮熱汗出，手足心熱，嘴唇乾燥，有時伴頭痛；自主神經系統功能不穩定症狀，如心悸、眩暈、失眠、皮膚感覺異常等；情緒及記憶、認知功能異常，如煩躁、焦慮、憂鬱、記

憶力減退和注意力不集中以及泌尿系統症狀如尿頻等，導致生活品質明顯下降。

對於更年期症候群，中醫對本病的認識最早出現於《素問·上古天真論》中「女子……七七，任脈虛，太衝脈衰少，天癸竭，道地不通，故形壞而無子也」的記載，但中醫古籍中並沒有獨立的病名記載，亦未見傳統分型標準，其臨床症狀散見於「經斷前後諸證」、「臟躁」、「鬱證」、「不寐」、「百合病」、「年老血崩」等病症的記載中。例如，《金匱要略》中論臟躁「婦人臟躁，喜悲傷欲哭，象如神靈所作，數欠伸」；又有更年期崩漏的證治「婦人年五十所，病下利，數十日不止，暮即發熱，少腹裏急，腹滿，手掌煩熱，唇口乾燥……當以溫經湯主之」；而《景岳全書》中亦有論及「婦人於四旬外，經期將斷之年，多有漸見阻隔，經期不至者……若素多憂鬱不調之患，而見此過期阻隔，便有崩決之兆。若隔之淺者，其崩尚輕；隔之久者，其崩必甚，此因隔而崩者也」。近更年期的「心悸」之症的記載，《景岳全書》無擇養榮湯治五疸虛弱，腳軟心悸，口淡耳鳴，微發寒熱，氣急，小便白獨，當作虛勞治之。近現代中醫進行專病研究，將此病定名為「停經前後諸證」、「經斷前後諸證」。

**醫案精選**
◎案

金某，女，56歲。2014年11月初診。自訴1年前開始月經不規律，伴潮熱汗出，唇乾，手足心熱。近半年月經未潮，

上述症狀加重伴胸悶、心悸、失眠、頭痛、神疲乏力，大便排不淨，小便頻數。查心電圖、血液常規、尿液常規等各項檢查正常，性激素測定雌二醇（E2）降低，卵泡刺激素（FSH）、黃體生成素（LH）增高。中醫診斷為停經前後諸證。加味溫經湯口服1個療程後潮熱汗出、心悸、胸悶、頭痛諸證明顯好轉，再服1個療程後諸證消失。2015年1月複診，上述症狀未復發。

按溫經湯治證皆因衝任虛寒，瘀血阻滯所致。衝為血海，任主胞胎，二脈與婦女月經關係密切。衝任虛寒，血凝氣滯，故小腹冷痛，月經不調；瘀血阻滯，血不循經，衝任不固，故月經先期，或1個月再行，甚則漏下不止；血為寒滯，經脈不暢，故月經後期，或經停不至；瘀血不去，新血不生，故唇口乾燥；入暮發熱，手心煩熱為血虛發熱及久瘀化熱之象。故治當溫經散寒與活血祛瘀並用，使血得溫則行，血行瘀消。加味溫經湯以朝醫李濟馬的大溫經湯溫經散寒、祛瘀養血基礎上，加入紅景天、丹參、降香、枳殼等藥加強補氣、行氣、補血、活血等功效，再輔以養血、清熱之法對現代女性停經前後諸證可有良好效果。

◎案

陳某，女，49歲。2013年10月16日初診。患者月經稀發伴潮熱汗出1年餘。症見：體形中等，面色暗黃；雙小腿皮膚乾燥，足跟皮膚皸裂；近1年來月經稀發，伴潮熱汗出，手指關節痠痛；舌胖暗，脈沉。中醫診斷為停經前後諸證。辨證為衝任虛損。治以溫補衝任。方用溫經湯加減。

處方：桂枝6g，肉桂3g，吳茱萸3g，川芎6g，當歸10g，白芍10g，牡丹皮6g，生薑6g，薑半夏6g，麥冬20g，黨參10g，炙甘草6g，阿膠12g，大棗20g。水煎服，1劑分2天服用。

二診：10月30日，潮熱汗出消失，手指關節痠痛改善。繼用前方10劑鞏固療效。

按《素問・上古天真論》云：「女子……七七，任脈虛，太衝脈衰少，天癸竭……」本例患者於天癸將竭之齡，出現月經不按時以行、潮熱汗出等更年期症狀。溫經湯中桂枝、肉桂、吳茱萸、生薑溫經散寒；川芎、當歸、白芍養血活血；人參、甘草、半夏益氣和胃；阿膠、麥冬、牡丹皮養血滋陰。全方陰陽兼顧、溫經養血，用於婦人衝任虛損之更年期症候群常獲佳效。

## 7. 不孕症

不孕多指育齡期婦女，夫妻同居2年以上，男方生殖功能正常，無避孕而不懷孕；或曾有過妊娠，又間隔2年以上，未避孕而不再受孕均稱為不孕症。前者稱為原發性不孕，後者稱為繼發性不孕。

中醫學很早以前對本病即有記載。《素問・骨空論》曰：「督脈為病……女子不孕。」《備急千金要方》有「全不產」和「斷緒」之分別。傅青主云：「重陰之淵，不長魚龍，今胞胎既寒，何能受孕？」婦女以血為本，經水全賴一溫，《素問・調經論》說：「血

氣者，喜溫而惡寒，寒則泣不能流，溫則消而去之。」歷代醫家論述不孕主要與腎氣不足、寒客胞宮、衝任氣血失調有關。溫經湯證的主要病機恰好吻合，故可稍事加減本方治療不孕症，臨床顯示有較好療效。

**醫案精選**

◎案

張某，女，34 歲。2013 年 3 月 16 日初診。自訴結婚 3 年未孕，曾到西醫院生殖科檢查，診斷為左側輸卵管阻塞（考慮為慢性炎症所致），曾行手術治療，效果不佳，術後一直未孕。症見：體型偏瘦，月經時有提前，量偏少，色淡，偶有血塊，每次月經前痛經 2 天，平素易生氣，怕冷，足涼，易疲乏，飲食尚可，二便正常，睡眠差，舌淡、苔薄白，脈沉而無力。辨證為衝任虧虛、寒客胞宮、瘀血阻絡。治以補益氣血、溫通衝任、調經祛瘀。方用溫經湯加味。

處方：吳茱萸 10g，桂枝 15g，當歸 20g，白芍 20g，川芎 15g，生薑 10g，薑半夏 10g，牡丹皮 15g，麥冬 20g，人參 10g，炙甘草 15g，阿膠 20g（烊化），香附 10g。服上方 6 劑。

二診：3 月 26 日，怕冷，足涼、疲乏、睡眠明顯改善，且精神轉佳，面色較之前光澤，舌淡紅，苔薄白，脈沉，囑續服 10 劑。

三診：4 月 10 日，訴月經按時來潮，並無痛經，且色、量正常，睡眠基本正常，甚為高興，又囑其服用 6 劑，以善其後，

7月患者打來電話，訴已孕，翌年產下一健康女嬰。

按本例患者屬典型的衝任虧虛，寒客胞宮，瘀血阻絡，治療以補益氣血、溫通衝任，調經祛瘀為大法，使氣血得以溫補，衝任得以溫養，氣血調和，經脈通暢，故能有子。無論從中醫角度，還是現代藥理研究，可知溫經湯對大多數的不孕症都有較好療效。《中國醫學大辭典》稱：「全方之意……經少能通，經多能止，子宮虛寒者能孕，後世調經種子諸方，皆莫能脫此範圍也。」由此可見溫經湯治療不孕症值得進一步研究。

◎案

榮某，女，30歲。2012年12月21日初診。患者未避孕2年未孕。症見：面黃體瘦；雙小腿皮膚乾燥，足跟皮膚皸裂；平素怕冷，易疲勞，脫髮較多；月經量少；舌暗苔薄，脈沉。4年前曾育1子，再婚後已備孕2年未孕。中醫診斷為不孕症。辨證為血虛寒凝。治以養血溫經祛瘀。方用溫經湯加味製成膏方緩緩圖治。

處方：肉桂10g，吳茱萸6g，川芎10g，當歸10g，白芍10g，牡丹皮6g，乾薑6g，薑半夏10g，麥冬20g，生晒參10g，炙甘草6g，鹿角片6g，枸杞子10g，阿膠15g，大棗30g，麥芽糖50g。取20劑，製膏，每次服10～20g，早、晚各1次，開水沖服。

患者服藥2個月，藥未盡而經停懷孕。

按患者備孕2年未孕，體瘦面黃、小腿皮膚乾燥、脫髮、

月經量少皆為血虛胞寒之象。以溫經湯製膏緩圖，暖子宮衝任，養血祛瘀而收效。黃煌教授將溫經湯稱為「子宮發育促進劑」、「卵巢功能衰弱的振奮劑」對於陽虛寒凝、氣血虛弱的女子不孕症，用溫經湯屢屢得效。

◎案

張某，女，29歲，已婚。1997年5月11日初診。患者訴婚後2個月初次妊娠，第45天自然流產，產後未施清宮術。1個月後月經即按時來潮，此後週期正常且有規律，經量少，色暗紅，有小血塊，歷時3天，至今已5年未曾受孕。婦科檢查：子宮體偏小且後位，輸卵管造影通暢。症見：平素感到手心煩熱，腰腹冷痛喜熱，口乾，納差，平日不避涼水，舌質暗紅，苔薄白，脈細澀。中醫辨證為衝任虛損、瘀血內阻、血虛不濡、寒凝血脈。治以溫經散寒、祛瘀養血。方用溫經湯加減。

處方：桂枝6g，吳茱萸6g，川芎10g，當歸15g，白芍10g，牡丹皮10g，生薑6g，半夏10g，麥冬10g，黨參10g，阿膠6g，炙甘草6g，陽起石20g，蒲黃10g，艾葉6g。3劑，日1劑，水煎服。

服上藥3劑後，前述諸證明顯減輕，效不更方，繼服10劑，諸證若失，體重增加2kg，血塊消失，經量較前增多，囑其勿用涼水洗刷，2個月後懷孕，順產1男。

按本例患者自然流產後，瘀血留於胞宮，舊血不去，新血不生，從而導致衝任虧虛，加之產後調適不當，不避涼水，

於是寒冷之邪乘虛侵入，凝滯血脈，衝任瘀阻。衝主血海，任主胞胎，二經皆起於少腹，因此，衝任寒虛，血凝氣滯，胞脈瘀阻，即可導致不孕。用溫經湯以溫經散寒、祛瘀養血，加蒲黃、艾葉、陽起石以增加其功用，則瘀血有行而新血自生矣。藥證相符則衝任得調，子宮得養，故能正常孕育而有子息。

◎案

朱某，女，30 歲。2013 年 9 月 5 日初診。未孕 2 年餘。月經週期正常。經期下腹部、前陰疼痛；出血量較少，夾有血塊；孕 2 流 1 產 1。在某醫院檢查超音波示子宮無異常，支原體抗體（＋），抗風疹病毒 IgG 定量 16.5IU/ml 增高，抗巨細胞病毒 IgG 定量 120RU/ml 增高；抗單純皰疹病毒 IgG 定量 156RU/ml 增高；診斷為繼發性不孕。症見：經期下腹部刺痛，經血夾有血塊，白帶正常，伴腰背痠冷，舌暗紅、少苔，脈沉細。中醫辨證為衝任虛寒、瘀血阻滯。治以溫腎助陽、活血祛瘀、散寒。方用溫經湯加減。

處方：吳茱萸、乾薑、小茴香各 10g，桂枝、白芍、川芎、茯苓、炒白朮、澤瀉、醋香附各 20g，當歸、牡丹皮、熟地黃各 15g，法半夏、黨參各 30g。日 1 劑，水煎 2 次，早、晚飯後半小時各溫服 1 份，遇經期不停用，10 劑為 1 個療程。

2 個療程後月經來潮下腹部刺痛較前明顯緩解，月經第 1、第 2 天經血血塊較前稍增多，排出後無不適，反較前舒暢。原方減乾薑、澤瀉，加黃耆 20g，服用 1 個療程善後。隨訪 3 個

月，患者停經 50 天，尿 HCG（＋）。

按《神農本草經》記載「女子風寒在子宮，絕孕十年無子」，《針灸甲乙經・婦人雜病》「女子絕子，衃血在內不下，關元主之」。李衛青教授辨該病為虛寒血瘀型繼發性不孕。患者稟賦素弱，既往小產損傷腎氣，陽虛內寒，故腰背痠冷；陽虛無力推動血液，正氣不足，外邪形成瘀血，故經期下腹部刺痛，經血夾有血塊；衝任、胞宮、胞脈阻滯不通導致不孕，舌暗紅、少苔，脈沉細亦虛寒血瘀之舌象脈象。應重視活血化瘀治不孕，予溫經湯溫經散寒、活血祛瘀，腎陽虛不溫脾陽，脾失健運，水溼內停，加茯苓、白朮、澤瀉健脾益氣行水，加乾薑、小茴香溫腎助陽，香附疏肝解鬱。患者瘀血排出後去乾薑防太過溫燥，減澤瀉加用補氣藥黃耆固護正氣。

附方 1：李鳳陽等以為排卵障礙性不孕症的病因是先天發育不足，或後天胞脈失養，導致腎陽不足或腎陰不足，不能成孕。用中醫中藥辨證施治以六味地黃湯，二仙湯或二至丸，五子衍宗丸，三方為主，補腎調經促排卵治療，根據月經週期，臨床表現隨證加減，藥用熟地黃、山茱萸、山藥、牡丹皮、澤瀉、茯苓、仙茅、淫羊藿、女貞子、枸杞子、墨旱蓮、覆盆子、五味子、車前子、菟絲子。

月經第五天即卵泡發育期，症見畏寒肢冷，行經下腹冷痛，腎陽虛者用二仙湯，即仙茅、淫羊藿、紫河車以助腎陽。若見月經量少色淡，腰膝痠軟，為腎陰虛，用二至丸即女貞子、墨旱蓮、紫河車以滋腎陰。排卵前期上方加當歸、黃耆、

川芎、丹參、穿山甲。中藥辨證施治以石英毓麟湯補腎調經促排卵治療，治療組辨證屬腎陽虛不孕患者，從月經第5天開始口服石英毓麟湯。

處方：紫石英30g，花椒3g，續斷10g，川牛膝10g，熟地黃10g，山藥10g，山茱萸10g，菟絲子10g，枸杞子10g，女貞子10g，仙茅10g，淫羊藿10g，當歸10g，赤芍10g，肉桂6g（後下）。

附方2：賈桂芝等運用中藥人工週期療法治療無排卵性不孕症，根據腎主生殖，卵泡發育的各階段給予不同的藥物進行煎服，其具體用法如下。

卵泡發育期（經後期）：以補腎養血為主，採用促卵泡湯治療，一般月經第5天開始服用，7劑。

排卵前期（經間期）：以溫陽活血為主，採用促排卵湯治療，服5劑。

黃體期（經前期）：以補腎為主，採用促黃體湯治療，服7～10劑。

月經期（經期）：以活血調經為主，採用調經湯治療，服5劑。

李豔秀等用中藥自擬方助孕Ⅰ、Ⅱ、Ⅲ、Ⅳ號方。在月經週期不同階段煎湯內服。根據月經週期子宮內膜變化分為：月經後期即增殖期，服助孕Ⅰ號方（當歸、赤芍、澤蘭、木香、柴胡、香附、續斷、茺蔚子、山茱萸、菟絲子）；經間期即排卵期，服助孕Ⅱ號方（劉寄奴、赤芍、牛膝、柴胡、益母草、雞血

藤、女貞子、枸杞子、覆盆子、菟絲子、澤蘭）；月經前期即分泌期，服助孕Ⅲ號方（熟地黃、枸杞子、麥冬、玄參、肉桂、淫羊藿、鎖陽、菟絲子、覆盆子、何首烏）；月經期服用助孕Ⅳ號方（當歸、赤芍、延胡索、沒藥、益母草、雞血藤、肉桂、炮薑、小茴香）。日1劑，水煎服取汁200ml分早、晚2次口服，每次服100ml，1個月為1個療程。

## 8. 乳腺增生

乳腺增生症又稱乳腺結構不良症，是一種非炎性乳腺病變，是婦女的常見病，屬中醫「乳癖」的範疇。好發於中青年婦女，50％以上的女性有乳腺增生的表現。其發病率約占乳腺病的4分之3。臨床上以乳房腫塊，經前腫痛加重，經後減輕為特點。

**臨證精選**

陶氏觀察溫經湯治療乳腺增生症的療效。資料與方法、診斷標準均參照乳腺增生病診斷標準。表現為：乳房一側或雙側疼痛，脹痛或刺痛；乳房腫塊呈片塊狀，條索狀或結節狀，經前增大變硬；經電腦紅外乳腺診斷儀或乳房X光攝影檢查符合乳腺增生症標準；排除其他乳腺病及生理性乳房疼痛。所選病例均來自醫院門診，年齡最大52歲，最小20歲，平均36.5歲；病程最長8年，最短2個月；雙側者30例，單側者15例。治療方法用溫經湯加減。

處方：吳茱萸5g，桂枝6g，川芎6g，當歸10g，白芍

15g，牡丹皮 9g，生薑 5g，半夏 10g，麥冬 18g，黨參 15g，阿膠 10g，灸甘草 9g，王不留行 20g，夏枯草 30g。

隨證加減：氣虛加黃耆 30g；腎陽不足加巴戟天 10g、鹿角霜 15g。每劑水煎 450ml，每日 3 次，每次 150ml 口服；1 個月經週期為 1 個療程。

療效標準：參照中醫外科學會制定的標準。①治癒：腫塊消失，乳痛消失，停藥 3 個月不復發。②顯效：腫塊最大直徑縮小 2 分之 1 以上，乳痛消失。③有效：腫塊最大直徑縮小不足 2 分之 1 以上，乳痛減輕；或腫塊縮小 2 分之 1 以上，乳痛不減輕。④無效：腫塊不減小，反而增大變硬，或單純乳痛緩解腫塊不縮小。

治療結果：治療時間最短為 10 天，最長為 5 個療程。45 例中，臨床治癒 32 例，顯效 5 例，有效 3 例，無效 5 例。總有效率 91.11％。

**醫案精選**

◎案

張某，女，38 歲，已婚。雙側乳房脹痛 4 年。4 年前不明原因出現雙側乳房疼痛，經期加重，經 X 光及超音波診斷提示「乳腺增生」，口服天冬素片治療症狀無改善。症見：形體適中，兩乳脹痛不舒，經期疼痛加重，五心煩熱，經色暗有塊。體格檢查：右乳外上有約 3cm×3cm 扁平狀腫塊，左乳外下有約 3cm×4cm 扁平狀腫塊，腫塊邊界清，質中等，壓痛，與周圍不

黏連，皮膚顏色正常，雙側腋窩淋巴結不腫大，二便調。舌淡紅邊暗、苔薄白，脈細弦。辨證為衝任虛寒、瘀血阻滯。治以溫經散寒、養血祛瘀。方用溫經湯加減。

處方：吳茱萸 5g，桂枝 6g，川芎 6g，當歸 10g，白芍 15g，牡丹皮 9g，生薑 5g，半夏 10g，麥冬 18g，黨參 15g，阿膠 10g，炙甘草 9g，王不留行 20g，夏枯草 30g，鹿角霜 15g。5 劑，日 1 劑，水煎服。

服上藥 5 劑後，疼痛減輕。服 3 週後疼痛消失，腫塊變軟、減小。繼服上方 2 個療程後腫塊完消失。

按現代醫學認為本病與黃體的不足和雌激素的相對或絕對過多長期刺激有關，當卵巢分泌的雌激素水平過高，黃體孕激素過少，或者這兩者分泌不協調，就可以引起乳房中的乳腺導管上皮細胞和纖維組織增生，以致月經週期中乳腺的增生和復舊過程發生紊亂，長期累積終致乳腺增生。屬於中醫「乳癖」範疇。一般多以腎虛肝鬱論治。本例乳腺增生症患者腫塊難消、皮色不變，證屬陰疽。當以氣血失和、痰瘀阻滯為病機，治療當以益氣活血、化痰消症為法，選用溫經湯。原方用於衝任虛寒、瘀血阻滯，症見漏下不止，月經不調，或前或後，或 1 個月再行，或經停不至，而見入暮發熱，手心煩熱，唇口乾燥，亦治婦人久不受孕。本方溫經活血並用，重在溫養而不是攻瘀，使氣行瘀去，血脈通利。溫中有養、有清，既補氣健中，又滋陰養血，寒熱並用，消補並投。現代藥理研究證明，本方

作用於下視丘，促進促性激素釋放激素的分泌，尤其是促進黃體生成素的分泌，具有調節性激素平衡作用，同時能促進全身血液循環。本方作用是多靶點的，同時具有有鎮痛、抑菌等作用。

## 9. 圍停經期功能性子宮出血

功能失調性子宮出血是因性激素水平失調非器質性病變引起的異常子宮出血，以經血非時暴下不止或淋漓不盡為特點。

本病屬中醫學「崩漏」範疇。中醫學認為本病衝任損傷，無力固攝經血而致胞宮藏泄失常，辨證以虛、熱、瘀三者為主。

**醫案精選**
◎案

王某，女，38歲。因「陰道不規則出血3個月」初診。患者平素月經錯後，經期延長，量時多時少，色淡，質清稀，曾服激素治療，療效欠佳。近3個月，陰道出血未淨，量時多時少，量多時暴下不止，少則點滴即淨。症見：面白，時自汗出，食可，眠差，二便可，舌淡，苔薄白，脈弦細。婦科相關檢查未見異常。西醫診斷為功能失調性子宮出血。中醫診斷為崩漏。辨證為衝任虛寒、氣不攝血。方用溫經湯加減。

處方：吳茱萸15g，桂枝10g，川芎15g，當歸20g，牡丹皮10g，麥冬30g，白芍30g，阿膠珠15g，黃耆30g，炒白朮20g，焦山楂、焦麥芽、焦神曲各20g，益母草30g，茺蔚子

10g，五味子 10g，生薑 10g，炙甘草 10g。14 劑，日 1 劑，水煎，早、晚分服。

14 天後複診，面有血色，汗出減少，經量減少。續服前方，堅持治療 2 月餘，月經恢復正常。

按本患者未值經期陰道突然出血，而後週期紊亂淋漓不盡，結合經血色淡，質清稀，面白，時自汗出等症，辨證為衝任虛寒、氣不攝血。《諸病源候論》載：「漏下……以衝任之氣虛損。」治以溫補衝任、固氣攝血。方以溫經湯加減，酌加當歸、黃耆、白朮、五味子以補氣生血攝血。

◎案

某，女，33 歲。月經淋漓不盡 1 月餘。患者訴去年產後體弱，怕冷明顯，近來月經淋漓不盡，在某醫院診斷為功能性子宮出血，經治療無效。當時自訴月經量少，淋漓不盡，色黑，面色蒼白，心慌乏力，頭暈頭脹，納可，眠可，大便 2 日一行，偏乾。舌淡暗，苔薄黃，邊有齒痕，脈沉弱。方用溫經湯加減。

處方：吳茱萸 3g，當歸 10g，桂枝 15g，澤蘭 10g，茯苓 15g，炒白芍 15g，炒白朮 10g，黨參 15g，阿膠 6g（烊化），半夏 10g，炙甘草 6g，麥冬 10g，續斷 15g。水煎服，日 1 劑，早、晚飯後溫服。

服用 4 劑後，出血漸止。複診時訴記憶力差，舌淡暗，苔薄黃，脈沉弱，用補腎調經之法治療。

處方：五味子 10g，菟絲子 10g，枸杞子 10g，女貞子 10g，續斷 10g，沙參 12g，生地黃 12g，白芍 10g，當歸 10g。水煎服，日 1 劑，早、晚飯後溫服，共服 14 劑。後隨訪月經恢復正常。

按患者產後月經不止，量少色黑，是瘀血未除盡的表現，經血淋漓不盡則加重氣血虧虛，氣虛不能統血，出血更難自止。氣虛則血行更加不暢，瘀血阻滯加重，新血不生，形成惡性循環。溫經湯，氣血同補，溫養經脈，吳茱萸、桂枝祛寒溫通，白芍、阿膠、當歸養血活血，麥冬、黨參、半夏、甘草調理脾胃，中焦為樞，中焦得養則氣機通暢，升降有序，疾病自癒。本方無一味藥是為單純止血而設立，服藥後頑固性出血自止，效果神奇。故見血不能一味止血，否則容易造成閉門留寇，為瘀血致病留下隱患，應因勢利導，通因通用，溫經祛瘀而血自止。何成先認為臨床使用溫經湯時不宜減去任何一味藥物，宜在原方基礎上加量或加味運用，如治療崩漏重用炮薑炭、艾葉炭溫經止血，加續斷、黃耆補氣益腎止血，有很好的臨床參考價值。

溫經湯廣泛應用於婦科諸證，李雯等認為溫經湯的病機為衝任虛寒血瘀，此證型主要症狀有月經異常（包括週期異常、經期異常、經量經質異常、痛經、閉經），小腹冷感或脹痛，口唇乾，手足心熱，主要舌象為舌質淡暗或夾瘀斑，主要脈象為沉細無力或緩弱。小腹冷為胞宮有寒，痛為瘀阻胞宮，手掌煩熱是瘀血化熱之症；口唇乾燥，喜飲，為瘀血不去，新血不生，津液難

以上潤。下血日久，陰血必虛，故見舌淡，舌質暗或夾瘀斑為瘀血阻滯衝任，脈沉細無力或緩弱屬虛寒之象。臨床上應用溫經湯加鹿角膠等治療閉經，配合破血之品如三稜、莪朮等治療子宮肌瘤，配合小茴香外敷治療盆腔積液療效肯定。還可應用於不孕症的治療，血虛甚者，加熟地黃；肝氣鬱結者，加香附、柴胡；氣虛者，加黃耆、升麻；腎陽虛者，加巴戟天、菟絲子。

《圓運動的古中醫學》一書中指出「溫經湯，治婦女病症甚多，仍不外五行六氣的圓運動」。人秉大氣的五行而生臟腑，不論男女，所有生理病理醫理，總不外五行六氣圓運動。月經不調多與肝木疏泄太過或不及有關。疏泄不及，婦人出現月經來遲，月經量少，甚至閉經等病，疏泄太過，則出現帶下疾病，月經提前，月經過多，崩漏等病。疏泄不及，說明水中的火氣不足。金氣不足，致腎水封藏不及，又會出現木氣疏泄太過。脾胃之氣如軸，心、肝、肺、腎四臟之氣如輪，軸旋轉於內，輪升降於外，使得人體氣機條暢，《金匱要略》「大氣一轉，其氣乃散」，疾病自癒。溫經湯組方兼顧五臟，溫清補消並用，剛柔相濟，溫通化瘀，其中當歸、川芎為張仲景常用配伍，養血祛瘀，溫暖升發，以培木之生氣，防止木氣疏泄不及。芍藥、阿膠，收斂滋潤，養木息風，以助水之藏氣，防止木氣疏泄太過。桂枝配合芍藥於當歸、川芎、阿膠之中，以升降木氣，而調寒熱；半夏、生薑辛開散結，通降胃氣；人參、甘草益氣健脾，調中氣之樞紐，使得人體之氣機升降有序，疾病自癒。法為妙法，所以臨床效果出奇。從氣機升降的角度認識溫經湯也

可以給臨床上一些新的啟迪。溫經湯還被廣泛應用於皮膚、風溼等多種內科雜病。只有從本義上理解溫經湯，仔細辨別體會，在臨床應用中才能心到意到，藥到病除。

## 10. 老年性陰道炎

老年性陰道炎常見於停經前後的婦女，這一時期婦女的卵巢功能減退，雌激素水平降低，陰道黏膜萎縮變薄，陰道上皮內糖原含量減少，陰道內 pH 值上升呈鹼性，抵抗力薄弱，殺滅病原菌的能力減低，便於細菌的侵入發生炎症。陰道用乳桿菌活菌膠囊的成分是乳桿菌活菌，乳桿菌活菌是陰道內的正常菌群，在陰道內生長，代謝產物為過氧化氫等酸性物質，能保持陰道內正常內環境，並抑制異常菌群的生長。

**醫案精選**

◎案

吳某，女，60 歲。2014 年 10 月 21 日初診。患者帶下量多 3 月餘。症見：體形中等，面色黃暗；帶下量多，顏色黃白夾雜；下肢乏力；舌暗紅，脈沉。西醫診斷為老年性陰道炎。中醫診斷為帶下病。辨證為衝任不固。治以調補衝任。方用溫經湯加減。

處方：桂枝 6g，肉桂 3g，吳茱萸 6g，川芎 6g，當歸 10g，白芍 10g，牡丹皮 6g，乾薑 6g，薑半夏 6g，麥冬 20g，黨參 10g，炙甘草 6g，阿膠 12g，大棗 20g。水煎服，1 劑分 2 天服用。

二診：11月4日，帶下明顯減少，乏力感減輕。原方服至12月初，症狀消失。

按《景岳全書》曰：「凡婦人淋帶，雖分微甚，而實為同類……總由命門不固。」患者帶下病三月不癒，總由年老體衰、衝任不固、陽虛生寒所致。故用溫經湯調補衝任、暖宮散寒得癒。張仲景用溫經湯治療婦人下利數十日不止，「下利」可視若「下血」、「帶下」、「久汗」等。舉一反三，病名不同，其理一也！

溫經湯為調體妙方。黃煌教授將適宜服用溫經湯的人群總結為「溫經湯體質」：羸瘦，肌肉鬆弛，腹壁薄而無力；口唇乾燥而不紅潤，皮膚乾枯發黃或暗，缺乏光澤，或潮紅，或黃褐斑。有些患者的手掌、足掌出現裂口，疼痛或發熱感；指甲變薄變脆，缺乏光澤。還有的女性出現陰道炎、陰道乾枯搔癢，毛髮出現脫落、乾枯。溫經湯可多靶點作用於下視丘－腦下垂體系，易於折斷腦下垂體－卵巢性腺軸，並對下視丘－腦下垂體系的內分泌異常具有雙向調節作用。臨床應用溫經湯並非著眼於某個病，而是針對溫經湯體質施方調理，從而擴大了溫經湯的治療範疇。

## 11. 閉經

閉經是婦產科臨床的一種常見症狀可以由多種原因引起，臨床可分為原發閉經和繼發閉經。原發閉經指女性年滿16歲尚無

月經來潮者，或年滿 14 歲而無第二性徵發育者，約占 5%；或者月經來潮後繼之又停經 3 個週期者稱為繼發性閉經，約占 95%。

**醫案精選**

◎案

白某，女，20 歲，白種人，國籍未明。2005 年 10 月 29 日初診。閉經 3 年，服用西藥無效，且經常頭痛。症見：皮膚乾燥，睡眠尚可，二便正常。唇淡、舌淡潤、苔淨。方用溫經湯原方。

處方：吳茱萸 5g，黨參 10g，薑半夏 6g，炙甘草 3g，肉桂 6g（後下），當歸 6g，白芍 10g，川芎 6g，牡丹皮 6g，麥冬 15g，乾薑 6g，阿膠 10g（烊化），大棗 20g。

服用 4 週後來複診，訴月經昨日已來，量多，且頭痛未犯；並覺藥甚可口。察其皮膚乾燥有所好轉。

按其人為外國人，水土不服，飲食失於調攝，因脾胃為後天之本，氣血生化之源，長此以往必然導致氣血不足；衝任又與足陽明胃經交於氣街，所以脾胃的病變會導致婦科諸疾。氣血不足，經血生化無源，故長期閉經；不榮則痛，故經常頭痛；嘴唇淡、舌淡潤苔淨、皮膚乾燥，一派氣血不足以榮之象。現代醫學也證明長期營養不良會致卵巢功能不足，雌激素分泌減少從而引起閉經。黃煌教授選用溫經湯，氣血同補，溫養以通，重調脾胃以調經水。方中吳茱萸、半夏、乾薑皆歸於陽明胃經，尤其半夏一味，透過降陽明之氣，來調節衝任，從而促

進經水的來潮。現代藥理研究也顯示：溫經湯對內分泌的作用機制與吳茱萸、半夏、生薑、肉桂有關。

## ◎案

王某，女，28歲，已婚。1998年4月10日初診。主訴：閉經1年。該患者16歲月經初潮，期、量、色、質均不正常，婚後如前。月經週期後延40天左右1次，經量少，色暗黑，經行腹痛，1年前正值經期，因故又急又累，隨即閉經，曾多次口服中藥，肌內注射黃體酮均無效。曾行西醫婦科檢查未見器質性改變。症見：平時腰痠痛腹冷，經期益甚，白帶多質稀，氣味腥，舌苔白膩，舌中有裂紋，脈沉、細、弦無力。辨證為氣血素虧、陽虛寒凝、阻滯胞脈。方用溫經湯加味。

處方：桂枝10g，吳茱萸6g，川芎10g，當歸20g，白芍10g，牡丹皮10g，炮薑10g，半夏10g，麥冬10g，黨參10g，阿膠6g，炙甘草6g，雞血藤20g，淫羊藿10g，杜仲10g。

服藥2劑，月經來潮，色暗黑，質稠，量少，歷時3天。繼服20劑月經恢復正常。

按引起繼發性閉經的原因很多，發病機制也較複雜。從現代醫學角度講，可因全身性疾病、內分泌疾病、子宮局部疾病及精神因素引起。但閉經原因總歸起來不外虛實兩端。虛者多因肝腎不足，精血兩虧，或因氣血虛弱，血海空虛，無餘可下所致。實者多因氣滯血瘀、寒溼阻滯、胞脈不通、經血不得下行而致閉經。本案患者，乃是經期後延40天左右1次，「後

期而至者，多陰性而為寒」。色暗黑，量少，經行腹痛，是其明證。平素腹冷腰痛，帶多質稀，顯示腎氣不足，寒溼之邪侵害奇經。素體腎虛，寒從內生，滯礙血行，又因寒溼之邪阻於胞脈，相互搏結，則經脈不得通，月事閉而不行。證屬腎氣不足，陰寒內盛，寒溼交阻，血瘀阻滯。治以補益腎氣、溫經化溼、通經養血之法，年餘經閉，2劑而通。

◎案

田某，女，38歲。患者因閉經5個月來診。患者未到閉經年齡而經閉，現無不適主訴。既往月經量少，色暗，有血塊，經前腹痛，平素口渴不欲飲。症見：患者面色晦暗，唇乾，舌質暗，苔薄黃，脈弦。辨證為溫經湯證，予溫經湯原方加水蛭10g、川牛膝20g、桃仁10g。7劑月經來潮，但經少，色暗。故予人參養榮湯為主方加減30餘劑。月事已時下。

按此患者既往月經色暗，有血塊，經前腹痛，應為血瘀主證。但患者月經量少，固不可大量應用攻伐之品，否則將是虛者更虛。患者口乾不欲飲應為瘀血內阻，新血不生，陰血不足，不能上乘濡潤所致。故先以《金匱要略》溫經湯祛瘀生新，再予補氣養血之品，則諸證可癒。

## 12. 多囊卵巢症候群

多囊卵巢症候群（PCOS）是以長期無排卵和高雄激素血症為主要特徵的內分泌紊亂性疾病，以月經稀發或閉經、不孕、

多毛和肥胖等為主要表現。

本病屬中醫學「經閉」、「不月」等範疇。西醫認為本病與下視丘－腦下垂體－卵巢軸調節功能異常、腎上腺素內分泌功能異常有關。中醫辨證多與氣血虧虛、氣滯血瘀、痰溼阻滯等相關。

**醫案精選**

◎案

李某，26 歲，未婚。因「閉經半年」初診。患者既往月經規律，近 1 年月經錯後，伴經期延長，40～60 天一行，8～10 天乾淨，量少，色暗，夾血塊，末次月經半年前。症見：體型偏胖，近半年來體重增加明顯，下顎處痤瘡，漫腫無頭，頭髮稀疏，乳房脹痛，小腹怕涼，有墜脹感，手足不溫，食少，多夢，二便正常，舌暗、苔薄白，脈沉細。體格檢查：乳房較小，腹股溝及腋下色素沉著。彩色超音波示：子宮 4.0cm×3.0cm×3.5cm，左側卵巢 3.5cm×2.0cm，右側卵巢 4.0cm×2.0cm，且右側卵巢可見卵泡數＞21 個。血液生化檢查示：LH 8.69mIU/ml，FSH 1.06mIU/ml。西醫診斷為多囊卵巢症候群。中醫診斷為閉經。辨證為衝任虛寒、氣血瘀滯。方用溫經湯加減。

處方：川芎 30g，白芍 10g，當歸 20g，吳茱萸 10g，桂枝 10g，薑半夏 10g，牡丹皮 10g，阿膠珠 10g，山藥 20g，黨參 10g，鬱金 15g，香附 10g，生薑 10g，大棗 10g，炙甘草 10g。7 劑，日 1 劑，水煎，早、晚分服。

二診：服上藥 7 劑後，食慾增，小腹怕涼減輕，墜脹感緩解，手足漸溫。繼服前方，隨證加減。治療半月後，月事來潮，繼續中藥調理 2 月餘，經水按月而至，量、色、質均正常。

按本患者素有月經延後，量少，色暗，有血塊，現已停經半年，乳房脹痛；同時伴見面色白，頭髮稀疏，小腹怕涼手足不溫，多夢，故辨證屬衝任虛寒，氣滯血瘀。《景岳全書·婦人規》載：「枯竭者，因衝任之虧敗，源斷其流也。」故取溫經湯加減，以溫補衝任養血通脈。

## 13. 子宮肌瘤

子宮肌瘤，亦稱子宮平滑肌瘤，或子宮纖維瘤，是最常見的女性生殖系統良性腫瘤。它可以引起子宮異常出血、盆腔壓迫症狀、疼痛及影響生育能力，也是臨床行子宮切除術的主要病因，對女性生殖健康、社會醫療資源和衛生經濟帶來很大的不利影響。對子宮肌瘤發病機制的了解有助於臨床醫師更容易理解和治療本病。迄今為止，子宮肌瘤的發病機制尚未完全明確。遺傳因素、性激素及其受體、生長因子和細胞外基質在子宮肌瘤的形成與生長中均發揮重要作用。

中醫學雖無子宮肌瘤這一病名，但根據其臨床表現，屬「症瘕」、「石瘕」、「腸蕈」等範疇，症瘕的形成，多與正氣虛弱，血氣失調有關。王永炎等認為石瘕主要病機為氣虛血瘀，其本是症積瘤體，其標表現為月經過多，以攻補兼施為大法，治本

可選用桂枝茯苓丸加減，方中桂枝辛甘而溫，溫通血脈，以行瘀滯，為君藥；桃仁味苦甘平，活血祛瘀，助君藥化瘀消癥，用之為臣；牡丹皮、赤芍味苦而微寒，既可活血散瘀，又能涼血以清退瘀久所化之熱；茯苓甘淡平，滲溼祛痰，以助消癥之功，健脾益胃，扶助正氣，均為佐藥；諸藥合用，共奏活血利水，緩消癥結之功，使瘀化癥消，諸證皆癒，本方寒熱並用，作用和緩，具有化瘀而不傷正的特點，瘀血內停是子宮肌瘤形成的主要原因，故非經期除用化瘀之品外，亦應重視軟堅散結之類，常選用夏枯草之苦寒，水蛭、海藻之鹹寒，軟堅消癥、破瘀不傷新血；山慈菇甘寒散結之力尤強，能顯著抑制肌瘤細胞核的分裂；老紫草為清熱涼血之佳品，能有效地對抗促性腺激素的釋放，尤適宜更年期子宮肌瘤出血量多者；浙貝母苦寒長於清火散結，多用於瘀血與痰溼互結為患的肌瘤病者。

**醫案精選**

◎案

　　張某，女，42 歲，已婚。因「憋尿半年，加重 1 個月」就診。患者自訴半年前自覺排尿不暢，未經治療，近 1 個月來，症狀加重，排尿困難，小腹脹滿。平素月經 30 天一行，10～20 天乾淨，量多，色暗，夾血塊，痛經，白帶量多，色白，無異味，下腹部觸之有結塊，按之痛，面色晦暗，有斑，氣短乏力，食可，大便可，失眠易醒，舌質暗黑，苔白，脈沉弦。彩色超音波示：子宮多發肌瘤，較大者為 54mm×40mm。西醫

診斷為子宮肌瘤。中醫診斷為症瘕。辨證為衝任失調、痰瘀互結。方用溫經湯加減。

處方：川芎 30g，白芍 10g，當歸 20g，吳茱萸 10g，桂枝 20g，薑半夏 10g，牡丹皮 10g，丹蔘 30g，山藥 20g，黨參 10g，柴胡 15g，香附 10g，三稜 10g，莪朮 10g，雞內金 15g，車前草 30g，茯苓 15g，遠志 10g，生薑 15g，大棗 10g，炙甘草 10g。7 劑，日 1 劑，水煎，早、晚分服。

二診：服上藥 7 劑後，排尿較前順暢，腹脹減輕，經量減少，血塊變小，經期縮短，白帶減少，睡眠好轉。堅持治療 2 月餘，排尿正常，月經恢復正常，複查超音波示：子宮前壁黏膜 9cm×7cm 大小，實性低迴音。

按子宮肌瘤，是女性生殖器最常見的良性腫瘤，屬中醫學「症瘕」的範疇。中醫學認為本病是因氣機阻滯，瘀血、痰飲、涇濁等有形之邪停聚於胞宮日久而成。本患者腹部症狀不明顯，以「憋尿」症狀就診結合全身其他症狀辨證為衝任瘀阻，痰瘀互結之證。以溫經湯加減，酌加柴胡、香附、三稜、莪朮、雞內金以助行氣化瘀之功。

## 14. 乳汁不足

產後哺乳期內，產婦乳汁甚少或無乳可下者，稱「缺乳」。又稱「產後乳汁不行」、「無乳」、「乳難」等。多發生於產後 2～3 天至半月內，也可發生在整個哺乳期。臨床以產後初期的缺乳為

常見。本病在亞洲婦女中較為常見，雖非重症，但已成為影響母乳餵養的重要因素。使母乳餵養率下降，影響嬰幼兒的生長發育及身心健康，不利於產婦身體的恢復，加重了家庭經濟負擔，影響了人口品質的提高。家庭支持情況與產後缺乳有顯著相關性。家庭的支持包括：支持純母乳餵養，協助按需哺乳和夜間哺乳，對乳母的理解、關心和支持，減輕乳母家務和心理負擔，使保持心情舒暢，精力充沛，不新增代乳品，不使用奶瓶等。而家族缺乳史，如母親或姐妹有缺乳病史也與產後缺乳有顯著相關性。其可能與遺傳及家族缺乳史影響母乳餵養信心，或者產婦不能從母親姐妹處學習正確的母乳餵養知識有關。乳腺疾病如乳頭凹陷、乳頭皸裂等可透過影響嬰兒吸吮而導致缺乳。因此，應當在產前檢查時及早發現乳頭凹陷，並給予糾正，採用正確的哺乳方法，防止乳頭皸裂的發生，降低因乳腺問題而導致的產後缺乳。

　　產婦產後精神狀態與產後缺乳有顯著相關性。妊娠、分娩、產後，體內激素水平急遽變化，致神經系統功能狀態不佳，內分泌功能狀態不穩定，產時產後的併發症，不良分娩結局，產婦軀體接受不良心理壓力源等，均易影響產婦精神狀態。因此，積極做好產前相關的衛教，消除孕產婦不良的軀體和精神刺激，以良好的心理狀態對待妊娠、分娩和產褥期。積極處理分娩併發症，提供適當的鎮痛和良好的分娩環境，對有症狀的孕產婦應該加強心理衛生保健，讓其消除恐懼、焦慮情緒，對減少產後缺乳的發生有重要意義。

## 醫案精選

### ◎案

常某，女，25歲。患者產後1個月，乳汁不足，神疲乏力，曾服用補氣養血中藥效果不佳。經詳細問診：患者1個月來經水淋漓未斷，量少，色暗，口乾，舌暗苔白，脈沉細。予溫經湯加王不留行、路路通。5劑後月經停止，再予歸脾丸口服10天後精神轉好，乳汁充足。

按此患者為產後血虛，兼有瘀血內停。瘀血內停，新血不生，乳汁乃血之化生，故乳汁不足。血瘀於內，血不循經，則經水淋漓。陰血虧虛，則口乾舌燥。氣血不足，則神疲乏力，舌淡苔白，脈沉細。應用溫經湯使瘀血得去，新血再生，血行脈中，則經水得止；新血再生，則泉源不竭，乳汁充足。

中醫治病在於辨證，可多病一方。溫經湯之方，臨床治療婦女之病頗多，不能僅拘泥於經書所云，經臨床觀察，此方不僅僅用於治療月經疾病，可治療一切符合「衝任虛寒，瘀血阻滯，新血不生」之疾病。男性凡是符合「瘀血內阻，新血不生」之主證疾病，亦可嘗試應用。

### ◎案

曹某，女，29歲，已婚。因「產後缺乳1個月」初診。患者自訴2個月前剖宮產下1個男嬰，後堅持母乳餵養，近1個月來，乳汁稀薄，量少，漸至於無；自行食用鯉魚湯、豬腳湯等催乳，效果不顯。症見：面色黃，口唇乾燥，心悸，心煩，失

眠、健忘，手心煩熱，倦怠乏力，食慾差，平素畏寒，怕風，舌質淡，有齒痕，苔薄白，脈細。中醫診斷為缺乳。辨證為衝任虛寒、氣血虧虛。方用溫經湯加減。

處方：川芎 20g，吳茱萸 10g，牡丹皮 10g，白芍 30g，丹參 10g，黨參 20g，當歸 20g，熟地黃 30g，龍眼肉 10g，酸棗仁 15g，黃耆 30g，麥冬 30g，通草 10g，桔梗 10g，絲瓜絡 10g，生薑 15g，大棗 10g，炙甘草 10g。7 劑，日 1 劑，水煎，早、晚分服。

二診：乳汁稍有增加，口唇漸潤，心悸、心煩好轉。前方加減，繼服 41 劑，乳汁增加，囑飲食調養，恢復正常。

按缺乳是指產褥期內產婦乳汁量少甚或無的病症，西醫對此沒有明確的認識，中醫辨證多與氣血虛弱、肝氣鬱滯有關。本患者有剖宮產史，且產後堅持母乳餵養。《景岳全書·婦人規》載：「婦人乳汁乃衝任氣血所化。」結合面色黃、口唇乾燥、心悸、失眠、健忘、倦怠乏力等症，辨證為衝任虛寒、氣血虧虛。治以溫補衝任、補氣養血佐以通乳。方用溫經湯加減，加熟地黃、龍眼肉、酸棗仁、黃耆補養氣血，使乳汁化生有源，佐通草、桔梗、絲瓜絡以行氣通絡下乳。

## 15. 經行腰痛

每逢經行前後或值經期，出現腰部作痛，經淨後逐漸緩解者，稱為「經行腰痛」。經行腰痛多與腎臟有關。腎陰不足、腎

精虧虛、腎陽虛衰均可引起經行腰痛，另外氣血不足、瘀血阻滯、寒溼凝滯等亦可引起經行腰痛。

**醫案精選**

◎案

　　王某，女，17歲，未婚。2002年10月20日初診。2年前因經期路遇大雨感受寒涼後，月經週期後錯，每50天至3個月來潮1次，量少，色黑，帶經2天淨，經期腰部冷痛身體前屈不願直立，平時疲乏無力，腰足酸沉發涼，帶下清冷量多，舌質淡，脈細緩。中醫辨證為腎虛血虧、寒傷衝任。方用溫經湯加味。

　　處方：桂枝6g，吳茱萸6g，川芎10g，當歸15g，白芍10g，牡丹皮10g，生薑6g，半夏10g，麥冬10g，黨參10g，阿膠6g，炙甘草6g，杜仲10g，巴戟天10g，桑寄生10g，丹參15g。

　　服上藥7劑後月經於10月29日來潮，血量較前增多，腰冷痛明顯減輕，下次經前繼服3劑而癒。

　　按本例患者乃因素體陽虛，腎虛血虧，氣血不足，經期感受寒涼，寒傷衝任，外寒與內寒相合，客於衝任，血被寒凝，經脈受阻，故見月經後錯，量少色黑，月經期腰痠冷痛。《婦人大全良方》：「腎主腰足，因勞傷損動，其經虛則風寒乘之⋯⋯腰腹相引而痛。」因腰為腎之府，腎陽虛故見腰腿痠沉，周身乏力。治以溫經散寒、益腎養血，使寒邪驅散，血脈通暢，則衝

任安和,諸證自癒。

溫經湯能治瘀血不行,主治唇口乾燥,因半產、瘀血在少腹不去而出現暮即發熱,少腹裏急,腹滿,手掌煩熱之瘀血症狀。吳茱萸、桂枝溫經散寒,通利血脈;牡丹皮主寒熱邪氣,除瘀血留滯於腸胃,故適宜於此症;當歸、白芍、川芎能活血行瘀;阿膠、麥冬養陰潤燥而清虛熱,阿膠還能止血;人參、甘草益氣健脾,以資生血之源,並達統血之用;衝任二脈均與足陽明胃經相通,半夏能通降胃氣而散結,有助於祛瘀調經;生薑溫胃氣以助生化。諸藥合奏溫經散寒通脈、祛瘀養血之用,則瘀血去,新血生,虛熱消,月經調而病自解。湯名溫經,以瘀血得溫行也,方內多培養氣血之藥,未曾著重逐瘀,而瘀血自去者,此養正邪自消之法也。溫經湯能補氣血,能溫能通,故亦主婦人少腹寒,久不受胎,崩中去血,至其不來者。熱而迫血妄行者,不可用此湯也。溫經湯過期不來者能通之,月來過多者能止之,少腹寒而不受胎者,並能治之。確係如此,臨床用之,隨證加減,自有體會。

## 16. 膜性痛經

膜性痛經多由於子宮內膜炎或黃體功能活躍而導致子宮內膜膜性的形成,主要表現以痛經劇烈、經血中夾有膜片狀瘀塊為特徵。中醫稱其發病時「經來痛甚」、「痛引腰骶」,病因可以由寒凝胞宮,凝滯經脈,使氣血瘀阻而成。

若經來痛甚者,可加製乳香、製沒藥活血化瘀止痛;若經

來伴有膜塊，可加蒲黃、五靈脂、莪朮活血化瘀，蕩滌膜塊；若伴有嘔吐者，加製半夏、竹茹降逆止嘔；若伴有頭暈者，加天麻、鉤藤息風止頭暈；若情緒憂鬱，經來不暢者，可加枳殼、製香附、紅花行氣活血；若小腹冰冷者，本方去麥冬，加小茴香、花椒溫中止痛。膜性痛經的患者比較年輕，除了對症治療外，要鑑別疼痛的性質和患者情緒，若經痛劇烈，伴小腹冰冷，手足不溫者，是寒凝血瘀，治以溫經散寒、化瘀止痛為主，在溫經散寒的基礎上，隨證加減用藥。

## 醫案精選

### ◎案

某，女，17歲。2009年4月15日初診。主訴經來腹痛3年。3年前開始經來腹痛，常以經來第1天或第2天疼痛甚，深以為苦。平日喜食冷飲。症見：經來腹痛，小腹疼痛難忍，痛引腰骶，週期尚可，經量不多，常夾有血塊，有時噁心欲嘔，坐臥不安，四肢冰冷，舌質淡，苔薄白，脈沉緊。西醫曾診為「原發性痛經」、「膜性痛經」，經治療後未見改善。中醫診斷為經行腹痛。辨證為寒溼凝滯胞宮、氣血不通。治以溫經散寒、活血化瘀。方用溫經湯化裁。

處方：吳茱萸、當歸身、川芎、赤芍、桂枝、製半夏、帶皮桃仁、莪朮、蒲黃（布包煎）各9g，製沒藥、製乳香、延胡索、荔枝核各12g，炙甘草5g。3劑，日1劑，水煎服。

藥後疼痛明顯改善，守上方加減2週後，諸證漸緩。囑患

者下次月經來潮前 2 天前來繼續治療，如此調理 5 個週期，痛經已癒。

按《景岳全書・婦人規》載：「經行腹痛，證有虛實。實者或因寒滯，或因血滯，或因氣滯，或因熱滯。虛者有因血虛，有因氣虛。」《傅青主女科》又載：「夫寒溼，乃邪氣也，婦人有衝任之脈，居於下焦……經水由二經而外出，而寒溼滿二經而內亂，兩相爭而作疼痛。」本病例由於患者平日喜食生冷，寒溼傷於下焦，客於胞宮，與經血蘊結，使經血運行不暢而澀滯，不通則痛。根據病症，採用溫經湯為基礎方，辨證加減，又結合膜性痛經的特點而用藥，輒見效驗。方中以溫經湯溫經散寒、活血化瘀，加上帶皮桃仁、蒲黃、製沒藥、延胡索活血祛瘀、通經止痛作用明顯增強；又加莪朮、荔枝核破血祛瘀，蕩滌膜塊，使膜塊去而痛止。諸藥合用，膜散而經來暢順，其疼痛自止。由於方藥對症，標本兼顧，故能向癒。

## 17. 產後惡露不絕

婦女產後，由陰道排出的瘀血、黏液。產婦分娩後隨子宮蛻膜特別是胎盤附著物處蛻膜的脫落，含有血液，壞死蛻膜等組織經陰道排出稱為產後惡露，或稱惡露不盡、惡露不淨、惡露不絕、產後惡露不盡、產後惡露不絕等。

本病是婦產科的常見病，部分與寒凝血瘀有關。若惡露量少，紫暗有塊，小腹冷痛，排出血塊則痛減，畏寒肢冷，面色

無華,舌質淡,苔薄白,脈沉澀,可用溫經散寒、養血祛瘀的溫經湯加減治療。若惡露夾有血塊,小腹脹滿,疼痛甚者,可加益母草、製乳香、蒲黃、五靈脂活血化瘀、通經止痛;若脘腹脹滿,兩肋脹痛者,可加枳殼、鬱金、川楝子疏肝解鬱;若惡露紫暗,小腹冰冷者,本方去麥冬,加乾薑、小茴香溫經散寒;若腰膝痠軟者,可加杜仲、牛膝強壯腰骨。

**醫案精選**
◎案

某,女,31歲。2010年11月16日初診。主訴產後腹痛已4天。其家人到附近藥行購買藥物服用無效,前來求診。症見:小腹疼痛,惡露量少,紫暗有塊,自覺小腹冰冷,觸診兩手冰冷,舌質淡,苔薄白,脈沉遲而澀。中醫診斷為產後惡露不絕。辨證為氣血虛弱、寒凝血滯。治以益氣補血、溫經散寒、活血化瘀。方用溫經湯加減。

處方:吳茱萸、當歸、川芎、芍藥、桂枝、阿膠(烊化)、帶皮桃仁、蒲黃(布包煎)、延胡索各9g,益母草15g,黨參30g,炮薑、炙甘草各6g。3劑,日1劑,水煎服。藥後疼痛減輕,守上方加減3劑後,諸證向癒。

按《醫宗金鑑》載:「產後惡露不下,有因風冷相干,氣滯血凝而不行者,必腹中脹痛。」本患者由於平素氣血較弱,產時失血耗氣,導致氣血更虛弱,寒凝血滯所致。氣血虛弱,寒凝胞宮,導致小腹疼痛而有冷感,經色紫暗,夾有血塊,肢冷

畏寒為主要症狀。根據患者臨床症候，採用溫經散寒、活血化瘀的溫經湯為基礎方，又結合兼證而進退，故能獲效。治療本病，既用吳茱萸、桂枝、炮薑扶陽溫中，散寒止痛；又用帶皮桃仁、延胡索、蒲黃、益母草以加強其活血化瘀、行氣止痛之力，使子宮血液循環恢復正常；還用當歸、川芎、芍藥、阿膠、黨參、炙甘草既健脾益氣，促進消化吸收，又補血養血，使氣血充足以顧其本。本方通中有守，攻補兼施，方藥對症，故收良效。

## 18. 調理

**醫案精選**

◎案

朱某，女，43歲。2006年11月28日初診。患者形體中等，因面色蒼白如貧血貌，且身體感覺不舒適，希望調理。平素怕冷，手足皮膚乾燥，自覺手如樹幹般乾枯，每日需要搽潤膚油2～3次方感舒適；唇乾燥，經常發口腔潰瘍而深感苦惱；頭髮容易掉；檢查小腿皮膚乾燥；白血球略低於正常值；舌黯淡，苔薄。符合溫經湯體質，方用溫經湯加減調理。

處方：吳茱萸10g，黨參10g，麥冬20g，炙甘草6g，薑半夏6g，肉桂6g（後下），當歸10g，白芍10g，牡丹皮10g，赤芍10g，川芎6g，阿膠12g（烊化），乾薑6g，大棗30g。

藥後1週患者因口腔潰瘍未作而甚感高興，同時患者自覺

怕冷好轉，大便亦甚為通暢。原方令其熬膏冬日服用以鞏固療效。

按黃煌教授臨證不僅將溫經湯用於年輕的女子，對於那些處於圍停經期的婦女亦常用。她們正處於雌激素水平下降的時期，常伴有精神精神官能症狀和血管舒縮症狀，身體也趨於衰老，頭髮乾枯易脫，口唇乾枯，面如塵色，或雀斑漸多，手掌乾裂起皮，從外貌上已經漸漸地失去女性的風韻，軀體似乎慢慢乾枯，服用溫經湯後往往能恢復其年輕時的滋潤。患者的貧血貌、手足皮膚乾燥、自覺手如樹幹樣、唇乾、易掉頭髮、小腿皮膚乾燥為其機體失去濡養的表現。溫經湯溫養活血，可以調理這類體質從而長期服用，為了方便還可以熬成膏作為這類患者冬令進補的營養佳品，美之曰「溫經膏」。

## 第三節　皮膚科疾病

溫經湯出於《金匱要略》，其命名為溫經湯突顯其溫經行血的重要性。溫經湯證整體病機為精血虧虛導致的胞宮虛寒於下，虛熱燥擾於周身。胞宮虛寒或衝任虛寒，精血運行不暢，瘀血阻滯，或兼有陰虛血燥。溫經湯雖名曰「溫經」，實則「溫、清、補、消」面面俱到，雖曰「溫胞宮虛寒」、「偏走下焦」，實則「溫下清上」、「上、中、下三焦同治」，吳茱萸、當歸、川芎、白芍、桂枝、生薑溫下焦胞宮之虛寒；牡丹皮、麥

冬清上焦之虛熱；半夏從陽引陰、降逆通泄，調理中焦脾胃氣機則樞機通常，陰陽自和。王和平教授將溫經湯歸為三焦同治的良方，故臨床應用甚多。現暫舉王和平教授應用溫經湯驗案數例，以資後輩共享。

## 1. 痤瘡

痤瘡是一種累及毛囊皮脂腺的慢性炎症性皮膚病，好發於青春期，因此也被稱為「青春痘」。痤瘡多發生在面部和胸背等皮脂溢出部位，常表現為黑白粉刺、丘疹、膿皰、結節、瘢痕。痤瘡是一種皮膚病，一直困擾著許多年輕人，研究顯示，12～24 歲的青少年痤瘡發病率高達 85%。

**醫案精選**

◎案

張某，女，43 歲。2008 年 10 月初診。既往史：痤瘡病史 15 年，1993 年生產後，顏面部開始散在痤瘡，多年來曾口服丹蔘酮膠囊、消痤丸、Clarithromycin，外用 Fusidic Acid 乳膏、克痤隱酮凝膠，病情反覆，現為求系統治療，遂來求診中醫。症見：額頭、下顎部散在丘疹，上有膿頭，皮疹顏色紅，稍有搔癢感，面色萎黃，自訴平素手腳畏寒，月經後期，月經量少，經行腹痛，飲食正常，二便調，舌淡紫尖略紅，苔薄白，脈沉細。中醫診斷為痤瘡。辨證為胞宮虛寒、虛火上衝。方用溫經湯加減。

處方：吳茱萸 10g，當歸 15g，白芍 20g，丹參 20g，牡丹皮 15g，麥冬 20g，清半夏 10g，黃芩 15g，桑白皮 15g，黃柏 10g，黃連 5g，肉桂 3g。7 劑，日 1 劑，水煎分早、晚溫服。

二診：皮疹明顯減輕，未見新發皮疹，面色好轉，顏面三角區內油膩感，上方加茯苓 20g，繼服 14 劑。

2 個月後就診，自訴服藥後顏面部無新發皮疹，月經現已正常，面色紅潤。

按本例患者單純從顏面皮疹來看不能判斷為實火、虛火，但結合病史及面色、月經情況及舌象、脈象四診合參當辨為胞宮虛寒，虛火上衝於顏面則顏面散布丘疹，上有膿頭，故治療時當調攝衝任、清上溫下、三焦同治，二診時自訴顏面油膩感故加入茯苓健脾利溼。痤瘡是由多種因素引起的皮膚病，病程長，易復發，病因比較複雜，目前其發病機制尚未完全清楚。儘管治療方法很多，迄今為止，還不存在一種公認的治療方案，目前治療根據不同的臨床分型和皮疹特點，採取綜合療法，內外兼治。鑒於痤瘡具有自限性，應盡量避免應用副作用大的藥物，面部由於痤瘡留下的色素沉著和較大的瘢痕是難以修復的，所以日常的護理顯得尤為重要。這樣痤瘡的預後效果令人滿意。

## 2. 蕁麻疹

蕁麻疹是一種常見的過敏性皮膚病，有 20％左右的人在一生中患過蕁麻疹。其損害皮膚表層，表現為紅色匍行邊緣、

中央蒼白的團塊皮疹，有時可融合成巨大風團。蕁麻疹臨床表現為大小不等的局限性風疹塊損害，驟然發生，迅速消退，搔癢劇烈，癒後不留任何痕跡。引起蕁麻疹的原因較多，有吸入物、食物、藥物、感染、物理因素、精神因素等。發病機制可以是免疫性的（最常見的是 IgE 介導的 I 型變態反應）和非免疫性的。常與各種誘發因素造成組織胺、血清素、緩激肽、慢反應物質等炎症介質增多有關。病程 6 週以內為急性蕁麻疹，超過 6 週為慢性蕁麻疹。

中醫稱蕁麻疹為「癮疹」，因其以身癢為主症，且發作無常之故。病機主要包括六淫侵襲，兼挾為病；臟腑不調，七情內傷；稟賦異常，內外合邪等，尤其強調風邪是本病發病的關鍵因素。經方採用六經辨證，對皮膚疾患有較佳療效。臨床實踐中以張仲景《傷寒雜病論》六經辨證思想為指導，採用經方治療蕁麻疹，獲得了一定的療效。

**醫案精選**
◎案

孫某，女，45 歲。2009 年 3 月初診。既往有蕁麻疹病史 5 年，自訴 5 年前月經經盡後，外出海邊遊玩，下海游泳後，周身散在風團，搔癢劇烈，以下肢及腰腹部為重，於當地醫院診斷為蕁麻疹，口服中藥及抗組織胺藥物，病情反覆，現為求系統治療，遂來醫院求診中醫。症見：腰腹部及下肢散在風團，顏色略紅，自述搔癢明顯，面色黯淡無華，唇乾，口乾，周身

畏寒，夜間手足心熱，汗出較少，飲食正常，夜寐多夢，二便調。月經週期正常，色暗紅，量少。舌暗苔白膩，脈沉滑。中醫診斷為癮疹。辨證為衝任虛損、不榮於表。方用溫經湯加減。

處方：吳茱萸 10g，當歸 15g，白芍 15g，阿膠 10g，川芎 10g，牡丹皮 15g，白鮮皮 20g，茯苓皮 20g，茯苓 15g，麥冬 20g，鬱金 15g。7 劑，日 1 劑，水煎，早、晚分服。

二診：自訴蕁麻疹發作頻率明顯減少，發疹數目減少，手足心熱好轉，夜寐好轉，口乾、唇乾未見明顯改善，上方加地骨皮 20g、山茱萸 15g。繼服 7 劑。患者 1 個月後複診，病情明顯好轉，治療同上，半年後隨訪，患者病情痊癒。

按《素問》曰：「女子⋯⋯六七，三陽脈衰於上，面皆焦，髮始白。」此婦人四十五歲，衝任已虧，陽氣已衰，導致衛氣不足，不能顧護肌表而發疹，面色黯淡無華，精血暗耗，故不能使用大劑辛溫發散之劑祛風止癢，方中阿膠、當歸、白芍、川芎補養胞宮之精血，吳茱萸溫養下焦之元氣，「獨陽無生」、「孤陰不長」，陰陽協調則氣化有常，陽氣充則衛氣旺，故疹發減少，疹發於下多由於寒濕也，故加入茯苓皮、白鮮皮利濕止癢，鬱金、麥冬清心除煩而安神。

## 3. 黃褐斑

黃褐斑是一種獲得性色素沉著皮膚病，表現為色素對稱性沉著，呈蝶翅狀，輕者為淡黃色或淺褐色，點片狀散布於面頰

兩側，以眼部下外側多見；重者呈深褐色或淺黑色，主要分布於面部。本病多發於中青年女性，多數患者無任何自覺症狀，少數略感不適。該病與機體的整個功能狀態密切相關，大多數患者伴有不同程度的月經失調、失眠、心煩易怒等內分泌系統及自主神經系統功能紊亂症狀。因此黃褐斑不但影響容貌，而且對患者帶來了生活及精神方面諸多煩惱和痛苦。但黃褐斑發病機制複雜，真正發病原因目前尚不十分清楚。多數學者認為與下列因素有關：內分泌失調、妊娠雌激素和孕激素水平、口服避孕藥、子宮卵巢疾病、遺傳因素、氧自由基、紫外線照射、血清銅含量、A型肝炎、B型肝炎、膽囊炎、酪胺酸功能障礙、化妝品、光毒性藥物、抗癲癇藥及情緒波動等，在上述諸因素中認為內分泌失調、遺傳因素、紫外線照射是發病的主要原因。

**醫案精選**

◎案

　　周某，女，32歲。2010年3月初診。既往史：顏面雙頰部散在雞蛋大小黃褐色斑片2年。患者自訴2008年小產後雙頰部開始出現褐色斑片，未經治療，現逐漸擴大，今為求系統治療，遂來醫院求診。症見：顏面雙頰部散在雞蛋大小黃褐色斑片，無不適感，面色無華，盜汗，月經量少，月經後期，經後腰部痠痛不適，夜寐多夢，飲食調，大便乾，小便正常，平素手足心熱，舌淡尖紅，苔薄白，脈細滑。中醫診斷為黃褐斑。辨

證為精血虧虛、血虛致瘀。方用溫經湯加減。

處方：吳茱萸 5g，當歸 20g，白芍 30g，川芎 15g，牡丹皮 15g，地骨皮 20g，黃柏 10g，黃精 20g，菟絲子 15g，首烏藤 30g，炒酸棗仁 15g，知母 10g。14 劑，日 1 劑，水煎早、晚分服。

二診：藥後皮疹未見明顯改善，但夜寐好轉，倦怠感消失，故加大填精益血力度，加龜板 15g，患連服 45 劑後，黃褐斑消失，諸證悉除。

按小產後精血大虧，精血不能上榮於面部，故面色無華，月經量少，月經後期，經後腰部痠痛不適，「精血同源」精虧則血損，血損則精亦耗，「腎藏精」，精血耗則腎的封藏之能下降，日久則累及腎臟，腎色外露於顏面則發「䵟黑斑」。「面黑為勞」、「面黑為瘀血」，方中川芎、牡丹皮、首烏藤和血活血通絡；黃精、菟絲子、龜板補益精血；當歸、白芍養血和血。

## 4. 雀斑

雀斑是常見於中青年女性日晒部位皮膚上的黃褐色色素斑點，主要發生在面部、脖頸等部位。典型皮損為淡褐色至黃褐色針尖至米粒大小斑點，孤立而互不融合，有著清楚但不規則的邊緣，患者症狀不明顯。雀斑在兒童時期發病居多，其次是青春期。

《諸病源候論》曰：五臟六腑十二經脈，皆上於面，夫血之

行俱榮表裡，又或痰飲積於臟腑，風邪入於腠理，使氣血不和，或澀或濁，不能榮於皮膚，故變生黑。即是，形成面部雀斑的主要原因是肝火鬱結在經絡血分，腎精虧損，水虧不能治火，汙濁滯於肌膚，風邪外搏而產生斑點。這就是腎水不足，不能從面部散發，虛火導致氣血凝滯而產生雀斑。或者是，一向血熱內滯的身體，觸犯到風邪，旺盛的氣血和風邪在經絡裡相互搏鬥，無法從肌膚中散發出來，就會產生雀斑。

**醫案精選**

◎案

于某，女性，35歲。主因面部雀斑就診，患者自訴生育後面部出現雀斑，且近一年來逐漸增多。患者月經週期正常，月經量少色暗，有血塊，平素經常出現口乾舌燥症狀，手足心熱。舌紅苔薄黃，脈弦細。予溫經湯為主方加生地黃、雞血藤等，前後50餘劑，面部雀斑消失。

按患者應為產後瘀血內停，新血不生。瘀血內停導致月經色暗有血塊，在於肌表則表現為肌膚不榮，面部有雀斑出現，甚至肌膚甲錯。新血不生則月經量少。新血不生，陰血虧虛，則陽浮於上，因而出現手足心發熱，口乾舌燥，舌苔薄黃。應為溫經湯主證。

◎案

某，女，37歲，未婚。痛經20餘年，每次月經來潮即腰腹疼痛劇烈，小腹冷痛，經前乳房脹痛，經期多錯後1週左右，

經量偏少色暗，手腳涼，納可，口乾，眠差，大便可。平時工作壓力大，每逢秋冬便咳嗽遷延難癒。舌淡暗苔白，脈沉弦。患者素體陽虛，衝任虛寒，瘀血阻滯，經行不暢。方用溫經湯加減。

處方：吳茱萸 9g，當歸 10g，桂枝 6g，遠志 12g，白薇 6g，牡丹皮 10g，炒白芍 15g，黨參 12g，阿膠 6g（烊化），川芎 6g，半夏 10g，生甘草 6g。7 劑，日 1 劑，水煎，早、晚飯後溫服。月經來潮前 1 週開始服藥。

服藥當月患者自訴未出現痛經，且月經量色正常。囑患者月經前 1 週開始服用本方至月經來潮。3 個月後，患者經期疼痛已明顯緩解，臉上錢幣大小的黃褐斑消退，睡眠亦好轉。

按現臨床中人參多用黨參代替，臨床上依照吳茱萸 9g 進行治療，患者未出現不適。文獻統計，應用溫經湯治療時，吳茱萸最大用量在 20g，最小用量為 3g，平均用量為 8g 左右，基本和原方用量接近，並未見嚴重不良反應。有資料顯示治療頭痛、眩暈、痛經時吳茱萸用量應加大，超過常用劑量 1.5～4.5g 方能奏效。溫經湯中含有芍藥甘草湯，芍藥甘草緩急止痛力效，本方又有很好的溫通作用，止痛效果佳。黃褐斑多為血瘀所致，氣虛、氣滯、寒凝均可導致血行不暢，方中黨參、甘草補氣活血，吳茱萸和芍藥均入肝經，暖肝柔肝，條達木氣，配合養血活血之品，諸藥合用，暖宮祛瘀而斑自消。血行不暢則肌膚毛髮失養，出現口唇乾、皮膚乾、頭髮乾枯易脫落，服

用本方後許多患者皮膚光亮潤澤，脫髮減少，可見溫經湯確為美容妙方。

## 5. 銀屑病

銀屑病俗稱牛皮癬，相當於中醫的「白殼瘡」、「頑癬」等，是一種常見頑固性皮膚病，以紅色丘疹或斑塊上覆多層銀白色鱗屑為特徵，有慢性復發傾向，難以根治，目前尚無特效療法。

中醫認為本病由外邪內侵，七情內傷，脾胃失和等因素所致。銀屑病的病因病機以血熱論、血瘀論、血虛論最有代表性。銀屑病的病因病機為：素體燥熱，兼外感邪毒，使血熱內蘊，鬱久化熱，而成血熱之證；病久耗傷氣血，營血虧虛，肌膚失養；七情所傷，久病成瘀，瘀血阻絡，鬱久化火；飲食不節，溼熱內生蘊結肌膚。

**醫案精選**
◎案

某，女，50歲。銀屑病多年。近日復發，搔癢，脫屑，每天必須洗澡，否則搔癢難耐，不碰不癢，搔抓後更甚，甚則出血，檢查見全身皮損散發，皮膚乾燥脫屑，身體瘦小，手掌乾燥，唇乾燥，患者自訴近半年月經量少，幾個月不來月經，沒有規律，舌質紅、苔薄白，脈沉。患者符合溫經湯體質，用溫經湯加減治療。

處方：吳茱萸 6g，半夏 12g，麥冬 20g，黨參 15g，肉桂 15g，當歸 10g，川芎 15g，赤芍 15g，牡丹皮 15g，甘草 10g，桃仁 15g，茯苓 15g，麻黃 10g，阿膠 10g。5 劑，日 1 次，1 劑藥服 2 天。

二診：患者病情明顯好轉，搔癢減輕，皮損顏色變淡，脫屑減少，舌淡紅苔白，脈沉緩，患者為溫經湯體質，上方繼服 5 劑，日 1 次，每劑藥服 2 天。後患者堅持服用，病情逐漸緩解皮損變薄，顏色變淡，搔癢減輕，現仍在治療中。

按本例患者為何近幾年病情加重，與更年期後其體內的激素水平下降有密切關係，溫經湯可以作用於性腺－腦下垂體－下視丘軸提升體內雌孕激素水平，從而潤澤肌膚，治療銀屑病。

## 6. 脫髮

臨床常見的脫髮有斑禿和脂溢性脫髮兩種。斑禿又稱圓形脫髮，中醫稱為「油風」、「鬼剃頭」，為一種驟然發生的斑狀脫髮，輕者脫髮呈片狀，重者可全禿或普禿，發病原因認為與自身免疫情況、遺傳及精神因素有關。脂溢型脫髮多見於青壯年男性，是皮膚科常見病及多發病，主要表現為頭部額顳區及頂部的漸進性脫髮，其發病原因複雜，一般認為與遺傳易感性和頭皮毛囊局部雄激素的代謝異常有關。目前，西藥對於脫髮尚無特效的治療方法，而傳統中醫對脫髮的病因病機和治療有一些獨到的理解和方法，有些獲得了較好的療效。

中醫認為，脫髮與人體五臟中的肝、腎、脾及氣血有關，髮乃血之榮，沒有充盈的血液，頭髮則無以滋養；肝藏血，主疏泄，肝失疏泄則氣機不暢，血不能隨氣濡養皮膚，毛孔舒張則髮落；腎主骨，其榮在髮；脾主運化，將水穀精微上輸心肺而化為氣血等重要生命物質，所以，當它們的功能發生任何變化時，都會導致頭髮的脫落，因而調節身體到正常狀態，有利於治療脫髮。

**醫案精選**

◎案

某，女，32歲。脫髮1個月。表現為頭髮稀疏減少，無頭皮油脂分泌過多，無頭癬，背痛，小腿皮膚乾燥，面黃，有黃褐斑，畏寒，小腹正中有壓痛，產後9個月，月經未至，既往月經少，出汗少，有時白帶黃，現為清稀白帶，有時易急躁，發脾氣，舌質紅，苔薄，舌下靜脈粗張，脈寸浮。初診因考慮患者面黃貧血貌，有黃褐斑，月經過少而應用小柴胡合當歸芍藥散，療效不明顯，仍有脫髮，但查體小腿皮膚乾燥脫屑，如魚鱗狀，腰痛，手掌口唇乾燥，全身皮膚乾燥，急躁，小腹有壓痛。月經量特別少，沒有湧出感，點滴即無。舌質紅，苔白，脈細。患者體瘦，追問病史有多次流產及不孕症史，考慮患者為溫經湯體質，遂應用溫經湯，因又有明顯的瘀血體徵，故合用桂枝茯苓丸。

處方：吳茱萸6g，當歸10g，川芎15g，白芍10g，肉桂

10g，牡丹皮 10g，半夏 10g，麥冬 20g，黨參 15g，阿膠 10g（烊化），茯苓 12g，桃仁 12g，生薑 15g。日 1 次，1 劑藥服 2 天。

20 天後患者脫髮明顯減少，月經量增多，下肢乾燥的皮膚好轉，面部皮膚變白如做美容，患者興奮之至，因要外出工作而停藥。

按本例患者符合溫經湯的經典使用指徵，「曾經半產，瘀血在少腹不去」，多次流產造成了身體虛損是引起本病的原始病因。

## 第四節　其他疾病

### 1. 不寐

不寐相當於西醫所指失眠症，是多種軀體、精神和心理疾病所具有的常見臨床表現。不寐主要表現為入睡困難、夜間易醒、早醒、多夢噩夢、翌晨睏倦、注意力不集中等，並與多個系統疾病相兼出現，直接影響患者的情緒狀態、翌日的精神狀態和工作能力。

（1）傷寒六經辨證與不寐

六經辨證是《傷寒論》的主要學術成就之一。六經，即太陽經、陽明經、少陽經、太陰經、少陰經及厥陰經。在生理方

面，六經內連臟腑，外絡四肢百骸、五官九竅、肌肉皮毛，使人體構成一個系統性的整體，從而保持正常的生命活動。六經辨證以六經及相連臟腑來歸納諸證，施以方藥的一種辨證論治系統，治病求本，它是中醫辨證論治理論與其他理論體系的鼻祖，是後世醫家「同病異治」、「異病同治」指導思想的根源。

《傷寒論》中有大量如「晝日煩躁不得眠，夜而安靜」、「虛煩，不得眠」、「不能臥，但欲起」、「心煩，不得眠者」、「心中煩，不得臥」等描述，均提示可以透過傷寒六經辨證認識不寐，指導不寐治療。

①女性厥陰寒閉血瘀型不寐的病機學認識。

厥陰肝主藏血，肝血耗損可進一步發展成厥陰寒閉血瘀證。女性經、胎、產的過程容易耗損人體陰、陽、氣、血。女性以肝為先天，所以女性陰陽氣血的耗損當先累及厥陰肝，使女性體質多具有血虛、積冷的特點。女子因每月行經而耗血傷氣損脈，並因經行時胞宮、血脈處於開泄、空虛狀態而極易受寒，是為血虛與積冷。肝腎同源，肝與腎內寓相火，而相火源於命門；肝藏血，腎藏精，精血同生，肝腎相生，肝血不足可致腎精不足、命門火衰，從而有損人體陽氣。此外，血在人體中循環不休，雖賴陽氣的溫煦推動，但陽氣不能離開血而單獨存在，必須由血承載方可發揮其溫煦推動功能，若陽氣離開了血的承載，則如無本之木，無根之草。厥陰肝體陰而用陽，故以上二者均可發展為血虛陽微之機。陽氣不足，內寒自生，寒

## 第三章　臨床應用與各論解析

性凝滯，血虛寒凝則血運不暢而為瘀，最終發展為厥陰寒閉血瘀證。

厥陰肝主疏泄，肝失疏泄可進一步發展成為厥陰寒閉血瘀證。厥陰肝與春木相應，春乃一年之始，冬季潛藏的陽氣，藉助肝木生發之力得以升泄出土，於之人體亦如是。肝得陽氣之助以主左升，肝木升發順暢，由木生火，是為人體陽氣升發之機，溫潤之火生則氣血陰陽運行通暢，若肝失疏泄則發為可使陽氣失卻潛藏，陽氣不潛則浮越於外而少足於內，寒邪內生，客於厥陰，血寒則凝滯為瘀，發展為厥陰寒閉血瘀之證。

又丑時（1～3點）為肝經所主，現代人經常加班熬夜，甚至通宵輪班工作的睡眠習慣改變，使本應在子丑之時歸於肝膽之氣血耗遊於外而不得涵養肝體，將進一步促成肝木升瀉太過，使陽氣更難潛藏，促進厥陰寒閉血瘀證的形成與加深。

②女性厥陰寒閉血瘀型不寐的症狀學認識。

厥陰肝涵義主要表現在陰肝體和厥陰肝經。結合厥陰肝藏血主疏泄、體陰而用陽的生理特性，厥陰肝經循行部位及厥陰寒閉血瘀的病機理解，我們對女性厥陰寒閉血瘀型不寐的相關症狀有更系統化的認識。

厥陰寒閉血瘀，肝主藏血功能失調，可致入睡困難、早醒、易醒或醒後難眠或頭暈、健忘等症，是不寐發生的根本原因。張景岳言「蓋寐本乎陰，神其主也，神安則寐，神不安則不寐」，欲得神安，必有賴於血的濡養，若肝失藏血、血不養神則不寐。

古代醫家謂「人臥則血歸於肝」，若血虛、寒閉、血瘀而致血運不暢，血不歸肝、肝魂失養則入睡困難；丑時（1～3點）為肝所主，夜臥血不歸肝可致肝體失用，所以症狀多出現在1～3點，表現為早醒、易醒、醒後難眠。肝血不足，清竅失養則頭暈、健忘。

厥陰寒閉血瘀，肝失疏泄，可致患者出現不寐、日間睏倦、汗出異常、焦慮恐懼、憂鬱等症。厥陰肝主疏泄，是人體氣、血、陰、陽運行的動力所在。肝失疏泄，陰陽氣血不和則不寐；陰陽氣不相順接，營衛失調，可見汗出異常；陽氣升降無序，可見夜間興奮不寐、日間疲勞欲睡，焦慮憂鬱時發。厥陰血虛寒凝，肝木不疏，輕則氣鬱，重則氣逆。肝氣鬱結，各種情志因素不得疏解，所求不遂，憂愁不釋，思慮不解，或強行壓抑內心情感而不得宣泄，臟腑氣機失調，致肝鬱不舒，發為憂鬱；久鬱不解，失其柔順舒暢之性，肝木之氣上擾神魂，發為煩躁、焦慮。肝腎同源，腎氣的疏布運行有賴肝的疏泄功能，肝失疏泄則腎氣疏布失常，又腎主恐，故表現驚恐時發。肝失疏泄、陽氣升降無序，可見患者夜間興奮不寐、日間疲勞欲睡，焦慮憂鬱時發。

厥陰經與少陽、少陰、太陰、衝、任相連，厥陰寒閉血瘀可表現為脅痛、咽乾不適、月經失調等相應症狀。厥陰與少陽相表裡，胸脅、體側、頭額、少腹均是「肝經之分野」與「少陽經的循行之地」，所以厥陰寒閉血瘀證常見側身偏身的頭痛、

頭脹、脅痛、乳房脹痛、少腹痛。厥陰與少陰、太陰三經不僅直接貫通，交於三陰交，並且在膈、肺、喉嚨等多處相會，因此厥陰寒閉血瘀證可見唇乾咽燥、胸膈煩悶。厥陰與衝任共施月事，厥陰寒閉血瘀累及衝任，則月事不以時下、經色暗有血塊、痛經；任脈為「陰經之海」，任脈受損或不足可加重厥陰寒閉血瘀，因此不寐、焦慮、憂鬱及其他軀體症狀於經期加重。

厥陰寒閉血瘀，瘀而化熱，可致手足掌心發熱、唇口乾燥等熱症。分析其原因，瘀血不祛、新血不生，血虛血瘀化熱，又素體寒閉於內，迫熱於外，故其熱候多見於肢體遠端的手足及頭面部，所以說患者的熱象表現源於厥陰寒閉血瘀的內在病機。

(2) 溫經湯與女性厥陰寒閉血瘀型不寐

①傳統中醫對溫經湯的認識。

溫經湯是張仲景治療婦科疾病的名方，目前廣泛應用於女性經、帶、胎、產等相關疾病，具有溫經散寒、養血活血祛瘀的功效。溫經湯出自《金匱要略·婦人雜病脈證并治》，後世醫家在張仲景溫經湯以溫補祛瘀立法論治月經病的影響下逐步推廣其臨床應用範圍，並以此法分論經、帶、胎、產諸疾。如《備急千金要方》「治崩中下血，出血一斛，服之即斷。或月經來過多，及過期不來」，《太平惠民和劑局方》「治衝任虛損，月候不調，或來多為斷，或過期不來，或崩中去血，過多不止，又治曾經損娠，瘀血停留，少腹急痛，發熱下利，手掌煩熱，唇乾

口燥,及治少腹有寒,久不受胎」等。現代醫家多以溫經湯治療痛經、月經失調、子宮內膜異位症、排卵障礙性不孕等婦科疾病,臨床試驗結果提示療效突出。

②溫經湯與女性厥陰寒閉血瘀型不寐。

溫經湯具有溫經散寒、養血活血祛瘀的功效,正對厥陰寒閉血瘀型的病機,儘管傳統中醫多用溫經湯治療婦科經、帶、胎、產諸疾或「少腹裏急,腹滿,手掌煩熱,唇口乾燥」等「瘀血在少腹不去」諸證,但仔細分析,從臟腑辨證上,女子以肝為先天,厥陰肝腑藏血主疏泄,血通過衝任,注於胞脈胞絡而為月經,賴肝之疏泄而行;從經絡辨證上,少腹乃厥陰經循行之地,因此,溫經湯實際上是調治厥陰的祖方,以溫經湯治療女性厥陰寒閉血瘀型不寐表現出中醫異病同治的特點。溫經湯成方以溫為主,溫中寓養;寒熱並重,相反相成;氣血雙補,肝脾並調。《素問·調經論》云「血氣者,喜溫而惡寒,寒則泣不能流,溫則消而去之」,因此溫經湯溫經散寒與養血祛瘀並用,可使血得溫而行,血行則瘀血自消,諸證得解,其機制正對厥陰寒閉的病機,故可將溫經湯用於厥陰寒閉血瘀型不寐的治療。

目前,臨床上以六經辨證指導不寐治療的臨床研究較少,關於中醫不寐與婦科疾病診療關係的相關研究較缺乏,更鮮有將溫經湯用於失眠的相關研究。

(3) 溫經湯治療女性厥陰不寐機制分析

溫經湯乃張仲景治婦科疾病之名方,全方用藥溫、潤、

養、通兼備，正對女性厥陰寒閉血瘀型不寐的病機，是其臨床取效的基礎。以傷寒藥證觀之，細察方中各藥：桂枝能溫經通脈、通陽化氣，合生薑其溫通之效甚優，溫經湯方證的病機重在寒、虛、瘀，即下元虛寒、氣血不足、瘀血阻滯，因此方中重在溫經而非攻瘀，故當以桂枝為君，歷代眾醫家在研究傷寒論時多將溫經湯置於桂枝類方中，亦可表現桂枝在本方中的重要性；當歸補血活血、調經止痛，吳茱萸散寒止痛、疏肝降逆、散寒止瀉，赤芍祛瘀止痛，白芍養血調經、平肝、斂陰，阿膠補血止血、滋陰潤燥，川芎活血行氣止痛，以上諸藥均入肝經，並調厥陰木氣，得桂枝、生薑、吳茱萸之辛溫而為得溫通溫潤厥陰之血脈，溫經暖宮，和營祛瘀，為全方定下基調；麥冬養陰生津、清心除煩，既治不寐之標，與阿膠、當歸及白芍合用，又有「增水行舟」之意；半夏、人參、甘草益氣溫胃，和中降逆，資氣血生化之源。全方用藥溫、潤、養、通兼備，直中厥陰，共奏溫陽通經散寒、祛瘀養血、運轉一身陰陽氣血之效，標本兼治，陰陽氣血得以運轉、夜而血自歸於肝則自可安眠，頭痛、畏寒肢冷、汗出異常、皮膚乾燥、痛經、月經失調之症亦解。

**醫案精選**

◎案

某，女，56歲。失眠半月，甚則徹夜不眠，至凌晨4～5點方能睡一會，潮熱出汗，燒心，手足乾燥、皸裂，常下肢冷，

## 中篇　臨證探新與溫經湯方證

急躁易怒，小腿常抽筋，足跟開裂，既往月經色暗，有血塊，痛經，小腿皮膚乾燥，常腰痛，小腹正下有壓痛，胃脘痞，大便乾結，2～3天1次，患者形體瘦小，舌淡紅，苔白稍黃，脈細。已屆花甲之年，天癸不足，下虛上實，而有此變。方用溫經湯加減。

處方：吳茱萸6g，當歸10g，川芎15g，肉桂12g，白芍15g，牡丹皮12g，半夏15g，麥冬20g，黨參15g，甘草10g，阿膠12g，大棗30g，生薑15g，茯苓15g，桃仁15g。5劑，日1劑，水煎服。

患者服第1次藥後當夜好睡，翌日早上服用仍易睏倦思睡，治療失眠非常好，5劑藥服完後，燒心減輕，偶有頭痛，舌淡紅，苔薄白，脈關浮。患者病情好轉，上方繼服5劑，日1次，晚上服。後患者睡眠一直很好，時有反覆，但病情不重。

按有人把溫經湯作為更年期失眠的專方使用，療效很好，這一思路值得大家思考。本案因患者均有明顯的下焦瘀血體徵而合用了桂枝茯苓丸，但是否有必要合用，值得商榷，但至少成功地應用溫經湯治療了一些臨床疑難雜病，應用黃煌教授的溫經湯人的概念使溫經湯使用的指徵更加明確，容易掌握如果仍用傳統的病因病機概念作為指導，使臨床選方出現了不確定性，而致臨證疑惑。不單如此，黃煌教授的很多方人、藥人的理念拓展了中醫四診特別是望診的內容，為我們的臨床指明了方向，臨床選方增加了確定性和唯一性。

溫經湯是一個女人的調經方、美容方，可以把它作為調整雌孕激素低下狀態的婦科專方應用，即當作「下視丘－腦下垂體－卵巢－子宮軸」的功能促進藥來使用。臨床應用廣泛，如脫髮、痤瘡、月經不調、不孕症、痛經、子宮發育不良、慢性胃炎等疾病，但前提就是要符合溫經湯體質。

## 2. 頭痛

頭痛是指由於外感與內傷，致使脈絡拘急或失養，清竅不利所引起的以頭部疼痛為主要臨床特徵的疾病。頭痛既是一種常見病症，也是一個常見症狀，可以發生於多種急慢性疾病過程中，有時亦是某些相關疾病加重或惡化的先兆。

中醫對頭痛認識很早，在殷商甲骨文就有「疾首」的記載，《黃帝內經》稱本病為「腦風」、「首風」，《素問·風論》認為其病因乃外在風邪寒氣犯於頭腦而致。《素問·五臟生成篇》還提出「是以頭痛巔疾，下虛上實」的病機。漢代《傷寒論》在太陽病、陽明病、少陽病、厥陰病篇章中較詳細地論述了外感頭痛病的辨證論治。

《金匱要略》的溫經湯，原是一首調經祖方，據其「肝腎虛寒、瘀血阻滯」的病機用於內科頭痛症的治療亦獲卓效。

**醫案精選**
◎案

某，男，33歲。1993年初診。頭痛7年不癒，每遇風吹或冷水洗臉則加劇。最初得於冬季每晚洗頭後睡眠而痛。患者眼

## 中篇　臨證探新與溫經湯方證

眶周圍灰暗無澤，舌紫暗無苔，脈弦細無力。餘尚正常。前數診辨為肝腎精血虛寒而致寒凝血瘀，給予溫經湯加桃仁治療，已有2個半月。然而服藥後頭則不痛；停藥後只能維持四、五天，旋即頭痛如故。據此對原方進行調整，前方去半夏加葛根。

處方：吳茱萸10g，當歸9g，白芍30g，川芎15g，桂枝30g，牡丹皮9g，麥冬12g，炙甘草9g，黨參18g，生薑18片，阿膠珠10g（烊化），大棗12枚，葛根15g，桃仁9g。4劑後，結果大效。

◎案

某，女，37歲。1994年1月2日初診。終日頭痛，多年不除。尤畏風冷，寒則加重，甚則頸項、肩背都拘急不舒。曾用過解表、散風、補氣、祛痰、化溼諸法諸方均效不顯，以致終年都得戴帽子以禦寒。經來腹痛，量少，色暗，有血塊，經期腰疼；舌淡暗不鮮、苔白薄膩，邊有齒痕，脈沉滑。辨證為肝腎陰血不足，兼寒凝血澀。因現經期剛過，故先擬溫經湯去半夏加葛根化裁以治頭痛。

處方：當歸15g，白芍18g，桂枝18g，吳茱萸9g，川芎10g，乾薑12g，牡丹皮10g，麥冬10g，黨參15g，炙甘草10g，阿膠12g（烊化），葛根30g，白朮30g。

1劑後頭痛即失。共服上方8劑，逾20餘天頭未痛，頭項的拘急感亦大減。因臨近經期，即改以溫經湯原方合歸脾湯治之，後痛經亦大減。追訪1年餘，頭痛未再作。

第三章　臨床應用與各論解析

◎案

　　周某，女，37 歲，大學教師。1994 年 7 月 1 日初診。經常頭脹痛，畏風，冷熱均惡，痛甚嘔惡。於經期前後頭痛加重，失眠亦加重；月經提前，量多，色黑，痛經；患者面色萎黃，面容憔悴，疲乏肢冷；舌紅稍紫、前半少苔、後根薄黃膩，脈緩弱。中醫辨證為精血虛寒而兼血瘀。因現即臨經期，故頭痛、痛經並治。方用溫經湯加減。

　　處方：當歸 15g，白芍 12g，川芎 6g，桂枝 9g，牡丹皮 12g，麥冬 30g，生薑 5 片，黨參 15g，炙甘草 9g，阿膠 10g（烊化），大棗 6 枚，牛膝 6g，熟地黃 15g，枸杞子 15g，柴胡 6g，茯神 15g。

　　3 劑後月經即來潮，諸證大減，遂自動停藥。追訪半年無大發作。

　　按溫經湯為什麼能治頭痛？「衝為血海」而屬肝；「任主胞胎」而屬腎，故衝任虛寒證的實質也是肝腎虛寒。腦為髓海，靠腎精聚成；頭目清竅，賴肝血濡養；而精血互化互生，故精血虛損，可致清竅失養而頭痛。溫經湯方由 12 味藥組成，可分為這樣兩部分：一是吳茱萸、生薑、桂枝、黨參、炙甘草溫經散寒，溫通血脈；二是阿膠、當歸、川芎、白芍、牡丹皮、麥冬養血、和營、祛瘀。兩組藥正針對「衝任虛寒而兼瘀血」之病機而設。由於本方證中並無痰飲、痞結或胃氣上逆這樣的病機或症候，因此如果說，剩下的一味半夏是為「益氣和胃」而設（現

行《方劑學》中的說法），則顯得牽強附會；若說是為「降逆止嘔」而設（現行《金匱要略》選讀），也有多此一舉之感。而張仲景的經方，所有的方劑都具有藥少力宏，而每味藥都具有獨當一面，甚至獨當幾面的特點，絕無虛設之品。況且，原方半夏的用量是半升（合3～6兩），是該方中除麥冬外，用量最大的藥（其餘各藥均為二、三兩）。因此，說溫經湯中的半夏作用就是在衝任陰血不足以血脈溫通的情況，引導該方走向何部的引經藥，加上足量的半夏（18g以上為好），則該作用向下，起調經或治婦人病之用，如溫經湯原方主治；若少用（15g以下）或不用半夏，則該作用全身通行；若欲使該作用向上部，則必要去掉半夏，再加葛根等引上之藥，去掉半夏後，溫經湯才能治頭痛；周某案未用半夏，但加入熟地黃、牛膝等藥，故表現出上下並治之效。關於半夏的運用，王綿之教授曾談及其早年用溫經湯治療一位未婚閉經女子曰：「由於當時對方中的半夏不理解而減去不用，結果病人服藥後出現鼻衄。其後凡用溫經湯皆不減半夏，或加茺蔚子，都能使月經很快通行。」

## 3. 雷諾氏症候群

雷諾氏症候群是指肢端動脈陣發性痙攣，常於寒冷刺激或情緒激動等因素影響下發病，表現為肢端皮膚顏色間歇性蒼白、發紺和潮紅的改變，一般以上肢較重，偶見於下肢。

本病屬中醫「痹症」、「血痹」、「脈痹」範疇，由於寒邪入絡，氣血凝滯，營衛失和，脈絡閉阻所致。常遇寒冷加重，十

指蒼白，伴紺紅，陣發性麻木刺痛，兩手冰冷為主者，可用溫經湯化裁治療。若手指麻木，刺痛甚者，去吳茱萸、麥冬、半夏，加桃仁、丹參、延胡索、製乳香、雞血藤活血化瘀，通絡止痛；若不效，加蜈蚣活血化瘀，通絡止痛；若遇寒冷加重者，加細辛、製附子扶陽溫經，通經活絡；若疲倦乏力，勞累後加重者，加黃耆、白朮健脾益氣，增強抵抗力；若四肢冰冷，大便稀溏者，去阿膠、牡丹皮、麥冬，加製附子、白朮、乾薑扶陽溫中，健脾益氣。

## 醫案精選

◎案

某，女，50歲。2009年12月17日初診。主訴兩手手指疼痛、麻木，遇冷加重反覆發作4年。症見：兩手手指疼痛，指先變白，繼而變紫、麻木，遇冷加重，得溫則減，面色蒼白，疲倦乏力。舌質淡，苔薄白，脈細弱無力。西醫曾診斷為雷諾氏症候群。中醫診斷為寒痹、血痹。辨證屬氣血虛弱、血寒凝滯、經脈不利。治以補益氣血、溫經散寒、活血化瘀。方用溫經湯加減。

處方：吳茱萸、川芎、芍藥、乾薑、製附子、製香附各9g，當歸15g，黨參、雞血藤各30g，帶皮桃仁、延胡索各9g，肉桂（焗沖）、炙甘草各5g。3劑，日1劑，水煎服。

藥後疼痛減輕，守上方加減調理1月餘，諸證悉除。

按《素問·痺論》載「痺在於骨則重,在於脈則血凝而不流……在於肉則不仁」;《諸病源候論·虛勞四肢逆冷候》載:「經脈所行,皆起於手足,虛勞則血氣衰損,不能溫其四肢,故四肢逆冷也。」遵照前賢的教導,結合本病由氣血虛弱,寒凝血滯,陽氣不足,以致血行不暢,不能溫養四肢所致出現兩手手指疼痛、麻木,遇冷加重的特點,似屬中醫痺症的範圍。又考慮到患者正值更年期,其情緒時常激動也是致病原因之一。根據病症,採用補益氣血、溫經散寒、活血化瘀的溫經湯為基礎方,隨證施治。其中吳茱萸、肉桂、乾薑、製附子扶陽溫中,散寒止痛;當歸、川芎、芍藥、雞血藤補血活血,使血液充足,以加強血液循環;黨參、炙甘草健脾益氣,使脾旺四肢強;帶皮桃仁、延胡索活血化瘀,推陳出新,通絡止痛;製香附疏肝理氣,改善不良情緒的影響。由於用藥緊扣病症,標本兼顧,故收良效。

# 下篇
## 現代研究與經方運用

　　本篇從兩個部分對溫經湯的應用研究進行論述：第一章不僅從現代實驗室的角度對溫經湯全方的作用機制進行探索；還從組成溫經湯的主要藥物藥理作用進行研究分析，為讀者提供了充分的現代研究作用基礎。第二章為經方應用研究，選取了部分代表性的名醫，對其臨證應用，或經驗體悟進行介紹，以便更好地應用經方。

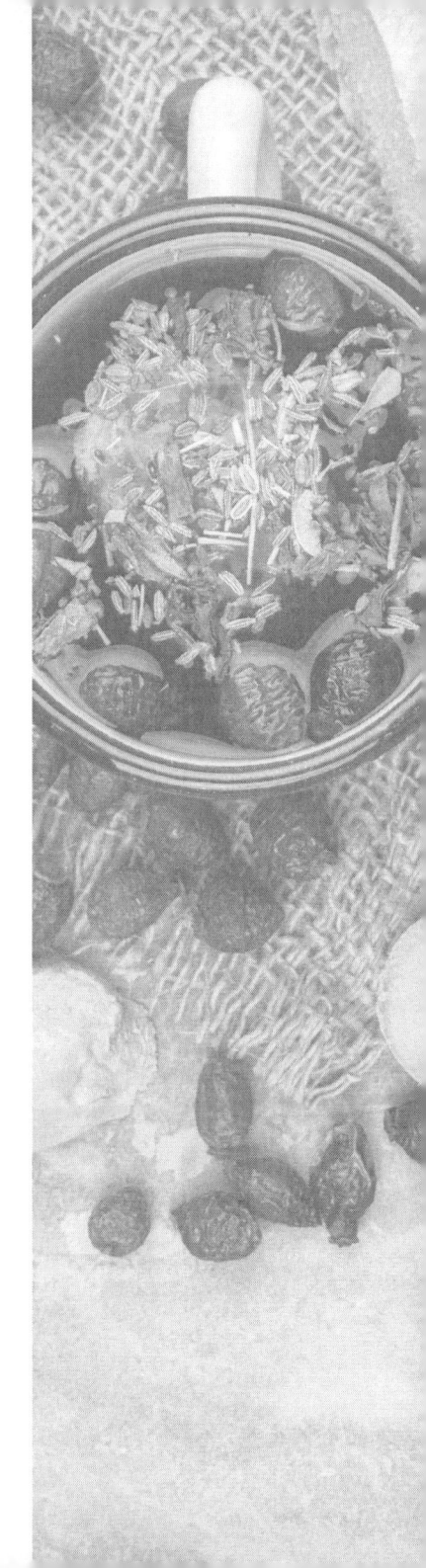

下篇　現代研究與經方運用

# 第一章
## 現代實驗室研究概況

### 第一節　溫經湯全方研究

溫經湯藥理作用，有促進黃體素的分泌、降低催乳素量等作用。①促進黃體生成素的分泌。方中諸藥以牡丹皮的作用最顯著，可使 LH 濃度比投藥前增加 160%～180%。當歸次之，其他成分則無此作用。②降低催乳素量。組方各藥，除阿膠外，都可不同程度地降低催乳素水平。無雌激素樣作用，對正常的激素環境亦無影響。③增加耐力。④改善血液流變性。⑤鎮痛。⑥促進造血。從以上資料可以看出，溫經湯之所以標本兼顧，治療多種婦科病，從藥理作用上說，也是確實可信的。從溫經湯可以看出，中醫經典中的方子，其組合是嚴謹的，是依照中醫理論從實踐中長期探索而成的，確實應當重視，現就溫經湯現代實驗室研究具體分述如下：

1. 調節內分泌

寒邪，其性凝滯、收引。寒邪為病，客衝任，凝血脈，從而導致婦科諸多疾病，如月經後期、月經過少、痛經、閉經

等。而以上所列疾病的發生均與生殖系統及內分泌系統功能紊亂、卵巢功能調節失衡密切相關。實驗研究顯示，機體內神經系統、內分泌系統和免疫系統的功能均降低，腦內促腎上腺皮質激素（ACTH）和 LH 釋放激素（LHRH）釋放不足，交感神經的功能得到抑制。而關於虛寒證的研究顯示，虛寒證的模型大鼠腦內存在有抑制物質，能夠抑制垂體 LH 釋放，不能與間質細胞膜及其泡膜細胞膜上的 LH 受體結合啟動合成雄激素，而導致睾酮（T）分泌減少，底物匱乏，從而使得 E2 合成及分泌減少。另有研究證明：生殖器官的血液供應、卵泡的發育和機體內生殖系統的分泌功能水平緊密相關。當寒邪凝滯血脈時，研究發現：5-HT 明顯增多，小動脈平滑肌收縮，因此血液循環不通暢，血管收縮，從而影響卵巢血供，造成 E2、血清黃體酮（P）分泌減少，卵泡發育異常，從而導致了諸多婦科疾病的產生。

　　研究結果顯示：寒凝血瘀模型大鼠卵巢內成熟的卵泡較少見到，各級的卵泡數量也較少，血管的管徑變窄小，子宮內膜變薄，腺體數量稀少，並且狹窄細小，間質細胞緻密，模型大鼠的動情週期延長。而相關指標檢測顯示：血清 E2、P、T、FSH、LH 明顯下降，與正常組相比差異顯著。FSH、LH 明顯下降，意味著寒凝血瘀模型大鼠的腦下垂體、下視丘的功能受到抑制；FSH 分泌減少，表示卵泡的生長和發育受到影響，E2、P 合成減少。

　　溫經湯治療後，模型大鼠的組織形態學得到明顯的改善。

實驗顯示，中高劑量溫經湯組的大鼠動情週期、動情間期得到明顯改善，而血清生殖激素的水平得以明顯升高，與模型組相比差異顯著。相關的藥理學研究也證實：肉桂、吳茱萸、川芎、莪朮、牡丹皮、當歸、白芍、牛膝等中藥具有擴張血管、抗血栓形成、抗血小板凝集、抑制子宮平滑肌痙攣、抗血栓、鎮痛作用。溫經湯中包含以上多味中藥，能夠改善生殖器官的血液供應，促進卵巢的發育，從而使得卵巢的組織形態學恢復正常，能夠調節機體內分泌功能，從而使得性激素分泌趨向正常。

## 2. 卵巢保護作用

血紅素氧合酶（HO）是生物體內一種限速酶，能夠催化血紅素分解成膽綠素、一氧化碳（CO）和鐵離子。HO 具有組織器官的保護作用，在諸多的生理、病理過程中發揮重要的調節作用，已逐漸成為目前研究的熱門焦點。與此同時，CO 作為一種新的信使分子和血管舒張因子已引起人們的廣泛關注。而在大鼠卵巢，HO 和 CO 能夠透過舒張血管、細胞信使、促進血管生成等作用調節和維持卵巢正常的生理功能。當機體受到寒冷因素的刺激時，卵巢顆粒細胞和黃體細胞中血紅素氧合酶 1（HO-1）、血紅素氧合酶 2（HO-2）蛋白表達下降；與此同時，黃體細胞和卵巢顆粒細胞中的 HO-1mRNA、HO-2mRNA 表達減弱，血漿碳氧血紅素（COHb）活性降低，從而引起生殖系統的激素水平和卵巢局部的調節功能失衡，導致影響卵巢的功能，從而

引起婦科疾病的發生。

　　實驗研究顯示，溫經湯能夠增強模型大鼠血漿 COHb 活性，並且能夠提高卵巢 HO-1mRNA、HO-2mRNA 及蛋白的表達。據此猜測，溫經湯可能是透過調節 COHb 活性，並且增加卵巢 HO-1、HO-2 的表達來改善寒凝血瘀時血管收縮和痙攣狀態，從而保證卵巢的血液供應，從而使得 HO-CO 發揮正常的細胞保護作用和舒張血管功能，恢復其對下視丘腦下垂體的促性腺激素的調節作用，從而使卵巢的功能恢復正常，從而達到治療婦科疾病的目的。

## 3. 改善氧化壓力損傷

　　研究顯示：寒冷的刺激會增加氧化壓力的風險，改變代謝酶的活性，損傷機體 DNA，使組織氧化與抗氧化平衡被打破。目前實驗研究證實，卵巢的氧化損傷、抗氧化能力降低，卵巢的氧化與抗氧化失衡是導致無排卵的重要因素之一。例如：不孕症、閉經均為無排卵性的婦科疾病。HO/CO 失調能夠影響卵巢的功能，HO 透過清除血紅素以及促進抗氧化劑膽紅素的生成，從而能夠保護細胞免受氧化的損傷，而總膽紅素（TBIL）水平可以間接的反映機體內 HO 的活性。超氧化物歧化酶（SOD）是機體內重要的抗氧化酶，能夠清除超氧陰離子，保護細胞免受氧化損傷。但是，氧自由基能夠打破氧化與抗氧化之間的動態平衡，自由基導致機體損傷的重要因素是因為生成脂質過氧

化物，其中最主要的是丙二醛（MDA）。而 SOD 活性的高低能夠間接地反映機體清除氧自由基的能力；與此同時，MDA 表達水平的高低能夠間接反映機體細胞受到自由基攻擊後的損傷程度。總抗氧化能力（T-AOC）是衡量機體抗氧化系統功能狀況的綜合性指標。T-AOC 能夠提高機體抗自由基的能力、減少脂質的過氧化，能非常好地反映機體抗氧化狀態。

徐丁潔等研究顯示：溫經湯能夠升高冰水致寒凝血瘀大鼠模型血清中 E2、P、T 的含量和升高卵巢血漿中 TBIL、SOD 和 T-AOC，並降低 MDA 的含量。提示溫經湯能夠減少卵巢的氧化損傷和脂質過氧化物的沉積，抑制卵巢的氧化損傷狀態，增強卵巢局部抗氧化能力，調節卵巢的激素水平，恢復卵巢功能，減少寒邪對卵巢的損傷，從而達到治療寒凝血瘀型婦科疾病的目的。

## 4. 調節血管舒縮功能

寒為陰邪，性主收引凝滯，得溫則緩，血管收縮－舒張因子在婦科疾病的發生發展中有著重要意義。成秀梅等研究顯示：寒凝血瘀模型組大鼠卵巢組織內舒張因子一氧化氮（NO）和降鈣素基因相關肽（CGRP）的活性降低；而血管收縮因子內皮素（ET-1）、血管緊張素-2（Ang-2）的活性升高。溫經湯能夠發揮明顯改善的作用，表現為降低模型組 ET-1、Ang-2，增加 NO、CGRP 的表達。以上實驗結果顯示，溫經湯能夠調節卵巢局部血

管的舒縮功能。

現代藥理學的相關研究顯示，肉桂、吳茱萸、當歸、牡丹皮、白芍、川芎、莪朮、牛膝等中藥具有擴張血管、抗血栓、抗血小板凝集、抑制子宮平滑肌痙攣、鎮痛作用。生殖器官的血液供應與卵泡的發育和生殖激素的水平有密切的關係。

綜上所述，溫經湯可能是透過調節卵巢組織血管舒縮因子No、Ang-2、CGRP、ET-1的活性來改善卵巢血液微循環，從而促進卵巢的發育，來治療寒凝血瘀婦科疾病。

## 第二節　實驗研究

現代實驗研究的結果顯示，《金匱要略》溫經湯對機體內分泌系統的作用影響在於刺激中樞直接作用於卵巢，參與調節雌激素分泌，並具有促排卵作用。相關研究結果分述如下：

### 1. 促排卵作用

溫經湯對年輕女性無排卵月經週期中腦下垂體促性腺激素的分泌和排卵的影響，研究顯示溫經湯可促進性腺激素LH、FSH、E2分泌，使血漿激素水平正常化，使無排卵月經週期患者恢復排卵。

## 2. 溫經湯對排卵障礙和月經週期異常者 LH 的調節作用

溫經湯對機體內訊息傳遞系統異常的作用表現為過剩時抑制、不足時補充,即具有雙向調節作用。這是溫經湯與僅有單方面作用的西藥的根本區別。月經異常是由於種種原因使內分泌平衡紊亂、激素分泌異常所致。溫經湯的作用之一就是對 LH 分泌的調節作用。多囊性卵巢症候群與卵巢中類固醇的分泌功能異常有關,排卵障礙與卵巢有很大的關係。因此認為在作用於中樞的同時,還直接作用於卵巢。

## 3. 對下視丘－腦下垂體系的內分泌異常有改善作用

溫經湯對血清 LH 高值的繼發性閉經患者的療效,服用溫經湯後全部病例的血清高 LH 值降至正常水平,LHRH 試驗中的 LH 過剩反應受到抑制。溫經湯對下視丘－腦下垂體系的內分泌異常有改善作用,既可以升高 LH、又可抑制高 LH 血症狀態下 LH 的分泌,在為排卵提供必要的體內環境方面與可洛米分並用有相乘作用。對於血清 LH 值異常的下視丘性閉經、無排卵週期的患者誘發排卵,在預防卵巢過度刺激症候群、糾正和調節使內分泌呈易排卵的狀態等綜合療效方面,溫經湯與可洛米分並用為安全有效的治療方法之一。

### 4. 溫經湯對趨化因子 CINC 的作用

在正常大鼠腦下垂體前葉組織研究結果顯示溫經湯具有促進內分泌細胞分泌 GH 的作用，但可透過星狀濾泡細胞抑制 GH 的分泌。這種雙向調節可能就是溫經湯的特徵之一，即長期維持作用的結果，即當細胞功能發生障礙或低下時，溫經湯可啟動細胞功能，反之當細胞功能亢進時，溫經湯又可抑制細胞的功能，從而使機體的健康狀態恢復平衡。

### 5. 溫經湯對垂體濾泡星狀細胞分泌 CINC 的影響

結果顯示，溫經湯對大鼠腦下垂體濾泡星狀細胞分泌 CINC 有促進作用，其作用機制可能與組成該方的生藥吳茱萸、半夏、肉桂、當歸、生薑等有關。

### 6. 溫經湯、艾附暖宮丸的藥理作用

溫經湯、艾附暖宮丸藥理作用的比較研究，報導了溫經湯、艾附暖宮丸治療虛寒型月經不調相關的藥理作用。結果顯示兩藥均能顯著延長小鼠在冷水中的游泳時間，提示其有對抗虛寒，補益強壯的功能；兩藥對大鼠實驗性血瘀模型血液流變學多項指標有明顯的改善，且對小鼠有一定的鎮痛作用，這就驗證了兩藥治療月經不調和痛經的功效；兩藥均能使失血小鼠的血紅素（Hb）和紅血球（RBC）恢復，具有較強的補血作用，

說明其「生新祛瘀」的功效。「瘀血去，新血生，虛熱消，月經調而病自解」。實驗結果還顯示溫經湯的活血祛瘀的功效較艾附暖宮丸強，提示溫經湯治療虛寒性月經不調的作用可能強於艾附暖宮丸，但仍須進一步的研究。

## 第三節 主要組成藥物的藥理研究

### 一、吳茱萸

#### 1. 驅蛔作用

吳茱萸醇提物在體外對豬蛔蟲有較顯著作用；對蚯蚓、水蛭亦有效。

#### 2. 抗菌作用

吳茱萸煎劑（100%）對霍亂弧菌有較強抑制效力（瓊脂挖溝平板法）。10%水浸劑在試管內對絮狀表皮癬菌有抑制作用；1：3水浸劑對奧杜盎小芽孢癬菌等11種皮膚真菌有不同程度的抑制。

#### 3. 中樞興奮作用

大量吳茱萸對中樞有興奮作用，並可引起視力障礙、錯覺等。

### 4. 其他作用

吳茱萸屬植物 10%醇提物，向兔注射 0.5～1.0ml，血壓有短暫而輕微的升高，呼吸輕度興奮，增加頸動脈血流量。吳茱萸的成分，如吳茱萸內酯、吳茱萸鹼、吳茱萸次鹼、異吳茱萸鹼有相似的鎮痛、升高體溫、輕度影響呼吸與血壓的作用。吳茱萸次鹼的分解產物芸香鹼有較強的子宮收縮作用。吳茱萸因鹼在小鼠有抗 ColumbiaSK 病毒作用。

## 二、桂枝

### 1. 抗菌作用

桂枝醇提物在體外能抑制大腸桿菌、枯草桿菌及金黃色葡萄球菌，有效濃度為≥ 25mg/mL；對白色葡萄球菌、志賀痢疾桿菌、傷寒桿菌和副傷寒甲桿菌、肺炎球菌、產氣桿菌、變形桿菌、炭疽桿菌、腸炎沙門菌、霍亂弧菌等亦有抑制作用（平板挖洞法）。

### 2. 抗病毒作用

用人胚腎原代單層上皮細胞組織培養，桂枝煎劑（1：20）對流感亞洲 A 型京科 68-1 株和孤兒病毒（ECHO11）有抑制作用。在雞胚上，對流感病毒有抑制作用，以 70%醇浸劑作用較好。

## 3. 利尿作用

用含桂枝的五苓散 0.25g/kg 對麻醉犬靜脈注射，可使犬尿量明顯增加，單用桂枝靜脈注射（0.029g/kg）利尿作用比其他四藥單用顯著，故認為桂枝是五苓散中主要利尿成分之一，其作用方式可能似汞撒利。

## 三、生薑

### 1. 對消化系統的作用

生薑是祛風劑的一種，對消化道有輕度刺激作用，可使腸張力、節律及蠕動增加，有時繼之以降低，可用於因脹氣或其他原因引起的腸絞痛。

### 2. 對循環和呼吸的作用

正常人口嚼生薑 1g（不嚥下），可使收縮壓平均升高 11.2 mmHg，舒張壓上升 14mmHg，對脈率則無顯著影響。乙醇提取液對麻醉貓血管運動中樞及呼吸中樞有興奮作用，對心臟也有直接興奮作用。

### 3. 抗菌及抗原蟲作用

體外試驗水浸劑對菫色毛癬菌有抑制作用，對陰道滴蟲有殺滅作用。

### 4. 其他作用

蛙皮下注射、家兔靜脈注射大量薑油酮,能引起中樞運動麻痺,對兔有時血壓可下降。

## 四、人參

### 1. 調節中樞神經作用

人參對中樞神經系統具有興奮作用,而大量時反而有抑制作用。能加強動物高級神經活動的興奮和抑制過程。並能增強機體對一切非特異性刺激的適應能力,能減少疲勞感(人參的根、莖、葉均能延長小白鼠游泳的持續時間)。

### 2. 對心肌及血管的作用

人參對心肌及血管有直接作用,一般在小劑量時興奮,大劑量時抑制。亦有抗過敏性休克及強心的作用。人參對大鼠心肌細胞膜腺苷三磷酸酶活性有抑制作用。

### 3. 加強機體對有害因素的抵抗力

①能使感染瘧原蟲的雞、免於急性死亡,且雞的體重還逐漸增加。

②能抑制實驗動物由於注射牛奶或疫苗所引起的發熱反應。

③能增強人體適應氣溫變化的能力。

④狗在大量失血或窒息而處於垂危狀態時，立即注射人參製劑，可使降至很低水平的血壓穩固回升。

⑤能延長受錐蟲感染的小鼠的存活時間。

⑥能抑制注射松節油或由於兔耳殼凍傷而引起的全身炎症反應。

⑦促進某些實驗性損傷的癒合。

⑧有抗維生素 B1、維生素 B2 缺乏症的作用。

⑨能加速家兔實驗性角膜潰瘍的癒合作用。

⑩能減弱某些毒物（苯、四乙鉛、三甲酚磷酸等）對機體的作用。

## 4. 降血糖作用

對因腎上腺素引起的高血糖動物有降低血糖的作用；對糖尿病患者除能自覺改善症狀外，還有輕微的降血糖作用，並與胰島素有協同作用。

## 5. 促性腺作用

能促進動物的性腺功能，小白鼠吃小量人參，能產生舉尾現象。

### 6. 改善貧血作用

刺激造血器官，有改善貧血的作用。

## 五、半夏

### 1. 鎮咳作用

生半夏、薑半夏、薑浸半夏和明礬半夏的煎劑，(0.6～1) g/kg 灌胃或靜脈注射，對貓碘液注入胸腔或電刺激喉上神經所致的咳嗽有明顯的鎮咳作用，且可維持 5 小時以上。0.6g/kg 的鎮咳作用接近於可待因 1mg/kg 的作用。

### 2. 鎮吐和催吐作用

半夏加熱炮製或加明礬、薑汁炮製的各種製劑，對 Apomorphine、洋地黃、硫酸銅引起的嘔吐，都有一定的鎮吐作用。

### 3. 抗生育作用

經半夏蛋白作用後的子宮內膜能使被移植的正常胚泡不著床。在子宮內經半夏蛋白孵育的胚泡移植到同步的假孕子宮，著床率隨孵育時間延長而降低。

## 4. 對胰蛋白酶的抑制作用

半夏胰蛋白酶抑制劑只抑制胰蛋白酶對醯胺、酯、血紅素和酪蛋白的水解，不能抑制胰凝乳蛋白酶、舒緩激肽釋枚酶、枯草桿菌蛋白酶和木瓜蛋白酶對各自底物的水解。

## 5. 其他作用

抑制腺體分泌作用、降壓作用、凝血作用、促細胞分裂作用。

## 六、當歸

### 1. 對子宮平滑肌的作用

對離體子宮的作用，富華等於 1954 年報導了當時含有興奮和抑制子宮平滑肌的兩種成分，具有雙向性作用。

### 2. 對心血管系統的作用

對心臟的作用，當歸煎劑或根及葉中所含精油可使心肌收縮頻率明顯受到抑制；抗心律失常作用當歸水提取物和乙醇提取物，對腎上腺素、強心苷和氯化鋇等誘發的多種動物心律失常都具有明顯的對抗作用離體豚鼠心室肌實驗表明，當歸醇提取物及阿魏酸鈉注射液能對抗羊角拗苷及毒毛花苷中毒所致的心律失常，使之轉為正常節律；當歸還可減慢洋金花引起的大

鼠心率加快作用；對冠脈血流量和心肌氧耗量的影響，某醫學院藥理教研室的研究顯示，當歸浸膏有顯著擴張離體豚鼠冠脈作用，增加冠脈血流量。複方當歸注射液可擴張冠脈，增加冠脈流量對抗實驗家兔心肌缺血；對血管、血壓和器官血流量的影響。降血脂及抗實驗性動脈粥狀硬化作用，某醫院的報導表示複方當歸注射液（當歸、川芎、紅花）能增強麻醉犬及離體兔心冠脈流量、預防腦下垂體後葉素引起的 T 波增高及對抗其所致心率減慢，降低實驗性高脂血兔三醯甘油。還能明顯增高冠心病及腦動脈硬化患者纖維蛋白溶酶活性。

## 3. 對血液系統的作用

當歸一直被中醫視為補血要藥，用於貧血的治療。有研究顯示，單味當歸並不能顯著地促進失血性貧血動物紅血球和血色素的恢復。

## 4. 對免疫系統的影響

當歸多糖使小鼠胸腺重量降低，皮質變薄和萎縮。當歸多糖亦能提高小鼠對剛果紅的廓清率，對皮質激素所致的抑制作用具有免疫增強作用。

## 5. 保肝作用

當歸對小白鼠急性四氯化碳中毒引起的肝損傷具有保護作用。

## 6. 抗炎作用

當歸的抗炎作用機制主要涉及：①降低微血管通透性。②抑制前列腺素 E2（PGE2）的合成或釋放。此外，降低豚鼠補體旁路的溶血活性，也可能是其抗炎機制之一。

## 7. 對中樞神經系統抑制作用

當歸對中樞神經系統的抑制作用早有報導。日本學者報導日本太和當歸精油有鎮靜、催眠、鎮痛、麻醉等作用。

## 8. 抗菌作用

當歸對體外痢疾、傷寒、副傷寒、大腸桿菌、白喉桿菌、霍亂弧菌及溶血性鏈球菌等均有抗菌作用。

## 9. 其他作用

如平喘、兔腎熱缺血有保護作用。當歸能使體外培養的肝細胞蛋白質合成增加，並對 DNA、RNA 的合成有促進作用。抗氧化和清除自由基的作用。

## 七、白芍

### 1. 中樞抑制作用

白芍有明顯鎮痛作用，芍藥水煎劑 0.4g（生藥）/10g 灌胃能顯著抑制小鼠乙酸扭體反應。

### 2. 對心血管系統的影響和耐缺氧作用

白芍和芍藥苷有擴張血管，增加器官血流量的作用。

### 3. 對血液系統的影響

白芍提取物凝聚素能改善急性失血所致家兔貧血，醋酸潑尼松龍可拮抗此作用。芍藥苷在體外或靜脈注射，對 ADP 誘導的大鼠血小板聚集有抑制作用，苯甲醯芍藥苷也有抑制血小板聚集的作用。

### 4. 抗菌作用

白芍的抗菌作用較強，抗菌譜較廣。

### 5. 其他作用

保肝和解毒作用，抗誘變與抗腫瘤作用，解痙作用，抗炎、抗潰瘍作用。

## 八、川芎

### 1. 對中樞神經系統的作用

川芎有明顯的鎮靜作用。

### 2. 對心血管系統的作用

（1）對心臟的作用

川芎煎劑對蟾蜍和蛙離體心臟，在一定濃度時，使收縮振幅增大、心率稍慢。

（2）對冠脈循環的作用

川芎水提液及其生物鹼能擴張冠脈和血管，增加冠脈血流量，改善心肌缺氧狀況。

（3）對外周血管與血壓的作用

川芎、川芎總生物鹼和川芎嗪能使麻醉犬血管阻力下降，使腦、股動脈及下肢血流量增加。

（4）對血小板聚集、血栓形成和血液黏滯度的影響。

### 3. 對平滑肌的作用

川芎浸膏的10％水溶液對妊娠家兔離體子宮，微量時能刺激受孕子宮，使其張力增高，收縮增強，終成攣縮；大量則反使子宮麻痺而收縮停止。

### 4. 抗菌作用等體外試驗

川芎對大腸桿菌、痢疾（宋內）桿菌、變形桿菌、綠膿桿菌、傷寒桿菌、副傷寒桿菌及霍亂弧菌等有抑制作用。

### 5. 其他作用

抗放射作用；川芎嗪能增加麻醉兔的腎血流量，並能利尿。

## 九、牡丹皮

### 1. 對心血管的影響

牡丹皮對麻醉犬心臟能增加冠脈血流量，減少心臟輸出量，降低左心室做功的作用。對實驗性心肌缺血有明顯保護作用，並且持續時間較長，同時降低心肌耗氧量。

### 2. 對中樞神經系統的影響

牡丹皮酚對口服傷寒、副傷寒菌苗引起的小鼠發熱有解熱作用，並降低正常小鼠體溫。

### 3. 抑菌作用

體外實驗顯示，牡丹皮煎劑對枯草桿菌、大腸桿菌、傷寒桿菌、副傷寒桿菌、變形桿菌、綠膿桿菌、葡萄球菌、溶血

性鏈球菌、肺炎球菌、霍亂弧菌等均有較強的抗菌作用，牡丹葉煎劑對痢疾桿菌、綠膿桿菌和金黃色葡萄球菌有顯著抗菌作用，其有效成分為沒食子酸。

## 4. 抗凝作用

體外對人血小板試驗，發現牡丹皮水提物及芍藥酚均能抑制血小板花生四烯酸產生血栓素 A2，進而抑制血小板聚集，這是由於抑制從花生烯酸至前列腺 H2 的環氧化酶反應的結果。

## 5. 對免疫系統的影響

用牡丹皮酚對小鼠腹腔注射，每天 25mg／kg，連用 6 天，能使脾重明顯增加，且可對抗可的松、環磷醯胺所致胸腺重量的減輕。由上可見牡丹皮對體液及細胞免疫均有增強作用。

## 6. 對脂質代謝的影響

牡丹皮及其所含牡丹皮酚、芍藥苷對腎上腺素所致的脂細胞的脂肪分解有抑制作用；牡丹皮水提物能增加脂細胞中葡萄糖生成脂肪，而且明顯增加胰島素所致的葡萄糖生成脂肪。

## 7. 其他作用

牡丹皮甲醇提取物體內對小鼠艾氏腹水瘤細胞、子宮頸癌

細胞均有抑制作用。牡丹皮酚對苯並芘在大鼠肝微粒體中的代謝有一定抑制作用，對小鼠有抗早孕作用，對大鼠有利尿作用。

# 十、麥冬

## 1. 對中樞神經系統的影響

麥冬煎劑有鎮靜作用，亦能加強氯丙嗪的鎮靜作用，增強戊巴比妥鈉的催眠作用，拮抗咖啡因的興奮作用，能推遲二甲弗林引起的抽搐，強直性驚厥及死亡發生的時間，但不能使動物免於死亡。

## 2. 對心血管系統的影響

大劑量的總皂苷Ⅰ、總皂苷Ⅱ及總糖對心臟均產生抑制，可使心肌收縮力減弱、心輸出量減少，房室傳導阻滯，甚至停搏。總皂苷Ⅰ、總皂苷Ⅱ、總糖、總胺基酸對心率一般稍減慢或不變，均無明顯影響。對離體豚鼠心臟心肌收縮振幅的影響：麥冬總皂苷及總胺基酸小劑量均可使心肌收縮力增強，冠脈流量增加，大劑量則抑制心肌，減少冠脈流量，但兩者對心率無影響。抗心律失常作用及其電生理特性，麥冬合約小劑量硫酸鎂對心肌梗塞後心律失常有一定預防作用。對實驗性心肌梗塞時環核苷酸代謝的影響，麥冬可能使心肌梗塞後的心肌營養血流量增加，缺血缺氧的心肌細胞較快獲得修復與保護，致使心肌

cGMP 和 cAMP 的釋放減少，從而降低血漿中的含量，而使兩者比值恢復平衡。

### 3. 抗疲勞作用

小鼠在飼料中新增麥冬根鬚可降低體內羥脯胺酸，麥冬根鬚飼料有明顯的延長果蠅壽命，提示有延緩衰老趨勢。游泳試驗顯示，麥冬所含皂苷、多糖、胺基酸等有明顯抗疲勞作用。

## 十一、阿膠

### 1. 對造血系統的作用

阿膠有強大的補血作用，療效優於鐵劑。

### 2. 抗休克作用

倪章祺報導，將麻醉貓反覆以股動脈放血造成嚴重出血性休克，靜脈注射 5%～6%阿膠溶液約 8ml／kg，能使極低水平之血壓恢復至正常高度，且作用較為持久。

### 3. 對鈣代謝的影響

服阿膠者血鈣濃度有輕度增高，但凝血時間沒有明顯變化。曾報導一例肌變性症患者有負鈣平衡，而阿膠有正鈣平衡作用，這對肌變性症患者亦有利。

### 4. 其他作用

對鈣代謝的影響、防治進行性肌營養障礙症的作用。

## 十二、甘草

### 1. 甘草對心血管系統的作用

(1) 抗心律失常

炙甘草湯為治療「心動悸，脈結代」的名方，現代廣泛應用於冠心病、心絞痛和期前收縮患者的臨床治療。甘草中的黃酮類成分可明顯對抗烏頭鹼、氯化鋇、CaCl2-Ach 混合液或結紮左冠狀動脈前降支等各種原因誘發的室性心律失常，具有負性頻率和負性傳導的作用，減少室顫。

(2) 心肌保護作用

貓的心肌缺血再灌注損傷實驗證實甘草酸單銨鹽能抑制血清中磷酸肌酸激酶（CPK）和 LDH 的釋放，降低脂質過氧化產物 MDA 的含量，明顯增加 SOD 的活性，保護心肌細胞，而甘草的己烷／乙醇提取物（不含甘草酸）預處理 24 小時能顯著對抗阿黴素誘發的 H9c2 大鼠心肌細胞凋亡，蛋白免疫印跡結果顯示甘草提取物能明顯降低被升高的 p53、磷酸-p53 和 Bax 水平，升高被降低的 Bcl-xL 水平，減輕阿黴素導致的心臟毒性。

## 3. 解毒作用

甘草酸或其鈣鹽有較強的解毒作用，對白喉毒素、破傷風毒素有較強的解毒作用，對於一些過敏性疾患、動物實驗性肝炎、河豚毒及蛇毒亦有解毒作用。其解毒作用機制可能是多方面的，透過物理、化學方式的沉澱、吸附與結合，加強肝臟的解毒機能以及甘草酸的水解產物葡萄糖醛酸也是解毒作用的有效成分。

## 4. 抗炎及抗變態反應

甘草次酸對大白鼠的棉球肉芽腫、甲醛性浮腫，結核菌素反應、皮下肉芽囊性炎症均有抑制作用。甘草酸銨、甘草次酸鈉能有效影響皮下肉芽囊性炎症的滲出期及增生期，其作用強度弱於或接近於可的松。甘草酸的各種製劑之抗炎作用，以琥珀酸鹽的活性較高，但毒性亦大。甘草抗炎、抗變態反應的原理尚未完全闡明。

## 5. 祛痰作用

能促進咽喉及支氣管的分泌，使痰容易咯出。

### 6. 鎮咳作用

甘草次酸衍化物對豚鼠及貓的實驗性咳嗽均有顯著的鎮咳作用。

### 7. 保護胃黏膜

甘草的各種製劑對大白鼠實驗性胃潰瘍有明顯的抑制作用。甘草的水提出物有保護胃黏膜，治療胃潰瘍的作用。據臨床與藥理研究室觀察，甘草水提物能增加胃黏膜細胞的「己糖胺」成分，使胃黏膜不受傷害。

### 8. 對胃液分泌的影響

甘草流浸膏灌胃後，能吸附胃酸，故能降低胃酸濃度，但吸收後也能發揮作用。對基礎分泌量亦有抑制作用。

### 9. 解痙作用

甘草煎劑、流浸膏對動物離體腸管均有抑制作用，對乙醯膽鹼、氯化鋇、組織胺等引起的腸痙攣有解痙作用。甘草對動物離體腸管及在體胃均有鬆弛作用。

### 10. 甘草有抗肝損傷的作用

對於動物實驗性肝損傷，使其肝臟變性和壞死明顯減輕，

肝細胞內蓄積的肝糖原及核糖核酸含量大部恢復或接近正常，血清麩丙轉胺酶活力顯著下降，說明甘草具有抗肝損傷的作用。

## 11. 腎上腺皮質激素樣作用

　　甘草能使多種動物的尿量及鈉的排出減少，鉀排出增加，血鈉上升，血鈣降低，腎上腺皮質小球帶萎縮。甘草能使尿中游離型 17-羥皮質類固醇排泄增加，結合型 17-羥皮質類固醇減少，小劑量表現胸腺萎縮，腎上腺重量增加，束狀層幅度加寬，腎上腺維生素 C 含量降低等。甘草能顯著增強和延長可的松的作用。甘草產生腎上腺皮質激素樣作用的原理，有人認為甘草次酸的化學結構與腎上腺皮質激素相似，作用也相似，係一種直接作用；也有人認為是一種間接作用即甘草次酸抑制了腎上腺皮質固醇類在體內的破壞，因而血液中皮質固醇含量相應增加，而呈現較明顯的腎上腺皮質激素樣作用。

## 12. 對抗乙醯膽鹼的作用

　　甘草有對抗乙醯膽鹼的作用，並能增強腎上腺素的強心作用。

## 13. 抗癌作用

　　甘草次酸對於大白鼠實驗性骨髓瘤及腹水肝瘤均有抑制作用。對小白鼠艾氏腹水瘤均有抑制作用。

### 14. 甘草與芫花合用有相反作用

二者共浸組的毒性較分浸組顯著增高，芫花與甘草同用，利尿、瀉下作用受到抑制，能增強甘草毒性。

## 第四節　溫經湯臨床應用的現代研究

### 1. 治療痛經的原理

黃浩根據現代藥理研究認為，溫經湯有改善微循環、鎮痛、促進排卵以及提高免疫力等作用。其中吳茱萸、當歸有明顯的鎮痛作用；吳茱萸、川芎、當歸、牡丹皮均可擴張血管、解痙、增加血流量、改善子宮平滑肌的營養和缺氧狀態，使痛經得到緩解。

### 2. 雙向調節作用

白宣英總結溫經湯對趨化因子 CINC 的作用時，認為：溫經湯具有促進內分泌細胞分泌 GH 的作用，但可透過濾泡星狀細胞抑制 GH 的分泌。認為雙向調節作用可能就是漢方藥的特徵之一，即長期維持作用的結果，即當細胞功能發生障礙或功能低下時，溫經湯可激發活化細胞功能，反之當細胞功能亢進時，溫經湯又可抑制細胞的功能，從而使機體的健康狀態恢復平衡。

## 3. 對排卵的影響

後山尚久研究發現：①溫經湯對不同 LH 水平患者內分泌環境的影響。服用溫經湯第 4、第 8 週時，低 LH 血症組血中 LH、FSH 和 E2 濃度均顯著升高，正常 LH 組血中 LH、FSH 濃度無顯著變化，高 LH 血症組 LH 值顯著降低，血中 FSH 濃度無顯著變化，但服藥 8 週時 E2 濃度顯著升高。②溫經湯對多囊性卵巢（PCO）症候群與非 PCO 症候群患者內分泌影響的比較。除外 PCO 症候群的高 LH 血症性排卵障礙者服用溫經湯 8 週時，血中 LH 濃度顯著降低，而 E2 濃度卻顯著升高，顯示溫經湯對腦下垂體促性腺激素中低促性腺激素性排卵障礙者可促進兩種促性腺激素的分泌，對高 LH 血症性排卵障礙者可抑制 LH 的分泌，該方對促性腺激素有生理性的濃度調節作用。③溫經湯或可洛米分對高 LH 血症患者內分泌影響的比較。患有 PCO 症候群的高 LH 血症者在治療第 4、第 8 週，對照組和除外 PCO 症候群的高 LH 血症患者的觀察也得到同樣的結果。

## 4. 對血液流變學的影響

陸一竹等總結認為血瘀證是一種因血液流動性和黏性異常而引起的紊亂症。中醫辨證為血瘀證患者的血液流變學指標會發生明顯改變。陸一竹等研究發現：①寒冷刺激、血液凝滯會導致血黏度增高，溫經湯可發揮有效降低作用。②溫經湯可有

效減低紅血球聚集力,並提升其變形性。提示溫經湯能有效改善血瘀證的血液流變學指標。

## 5. 對卵巢的影響

成秀梅等透過藥效學研究顯示,溫經湯能夠調節生殖內分泌,改善卵巢功能,調節患者鎮痛致痛物質血清素(5-HT)、β-內啡肽(β-EP)及血管舒縮功能。研究發現 HO-1、HO-2 在婦科寒凝血瘀證的形成中有重要的作用。溫經湯能夠提高模型大鼠血漿 COH 活性,增強卵巢 HO-1mRNA、HO-2mRNA 及蛋白的表達。推測溫經湯可能透過調節 COHb 活性,增強卵巢 HO-1、HO-2 表達,解除寒凝血瘀時血管收縮和痙攣狀態,改善卵巢局部的血液供應,使 HO-CO 發揮正常的細胞保護作用和舒張血管功能,並作為一種神經信使對下視丘腦下垂體的促性腺激素進行調節恢復正常的卵巢功能,從而達到治療婦科疾病的目的。

綜上,溫經湯一直為歷代醫家常用的重要方劑。臨床實踐及基礎研究皆證實其為一個行之有效的良方。需要後世醫家在辨證論治的基礎上加以應用,為患者解除病痛。

# 第二章
## 臨床應用研究與展望

### 第一節　黃元御溫經湯的臨床應用

清代黃元御《四聖心源》中溫經湯在臨床上除對婦科月經失調、帶下異常等諸疾病的運用相當廣泛外，還對其他各科疾病如過敏性疾病、疼痛性疾病、脾胃功能失常等均有很好的療效。

#### 組方及方義

溫經湯源於張仲景《金匱要略・婦人雜病脈證并治第二十二》，為歷代醫家治婦科諸證常用方劑。經清代黃元御增味茯苓，其組成衍變為吳茱萸 6g，桂枝 9g，白芍 9g，人參 9g，川芎 6g，當歸 9g，麥冬 9g，半夏 9g，牡丹皮 9g，阿膠 9g，乾薑 9g，茯苓 9g，甘草 6g。其溫中袪溼，清金榮木，活血行瘀，治婦人帶下，及少腹寒冷，久不受胎，或崩漏下血，或經來過多，或至期不來；陰精流瀉，加牡蠣；若瘀血堅硬，加桃仁、鱉甲。

## 醫案精選

人身陰陽之間，是為中氣。中氣者，土也，位居中央，處陰陽之交，清濁之間，為氣機升降之樞紐。水、火、金、木，名曰四象。四象，分而名之，則曰陰陽；合而言之，不過中氣升降浮沉之所變耳。土合四象，是謂五行，五行相生相剋，彼此協調，無偏盛偏衰，生生不息之平衡者也。若中氣不足，不能升清降濁則清濁失位，氣機升降失常，五行生剋乘侮規律失常即變生各種疾病。正所謂「正氣充足，邪不可干」，故治療疾病在對症用藥基礎上，常常運用健脾補氣，升清降濁方藥，屢屢有效。

## ◎案（鼻塞）

王某，女，42歲。2014年5月12日初診。訴常有鼻癢、噴嚏，此次加重正值春夏季梧桐柳絮飛舞之時。其症，鼻塞噴嚏連作，甚至10次以上，淚涕如水較多，疲倦畏風寒，影響睡眠和工作。伴右側面部不時抽搐。納食一般，大便少，小便調。舌紅有齒痕，苔白潤，脈細數。在某老中醫處服藥已數年，屢次讓余轉抄處方無非大劑量蒼耳子散、大青葉、生石膏、板藍根、蟬蛻、全蠍、蜈蚣等竟達40餘味。看患病有加重趨勢，余力勸停藥，並擬黃元御溫經湯方，因我藥房無阿膠，遂以生地黃、何首烏各9g代阿膠，4劑後症狀明顯緩解，2週後痊癒。後經隨訪未有復發。

按追究鼻病發生的根由，大部因為中氣不足，復感受風寒溼邪及異物刺激等導致肺金不清，霧氣瘀濁，不能化為雨露下輸膀胱，則凝聚胸膈而痰生，燻蒸鼻竅而涕化。治以培土泄水、溫中降濁。該方切合病機，藥到病除。

◎案（頭痛）

常某，女，39歲。2012年3月8日初診。訴頭後枕部牽引至前額悶痛，經期嚴重，甚至伴有噁心嘔吐。月經色暗量不多，質黏稠，有血塊，今剛乾淨。平素畏風寒，易疲倦。睡眠差，多夢易醒。大便不暢，上腹脹滿。小便調。舌嫩紅有齒痕，苔白少潤，脈細弦數，關脈不足。有多卵囊巢症候群病史。擬黃氏溫經湯方，以生地黃、何首烏各9g代阿膠。

2個月後頭痛未再發作，大便暢通，睡眠好轉。後又借鑑李可老先生的調經促孕湯方（當歸四逆湯加吳茱萸、生薑、黃耆、決明子、老鶴草，經期加益母草）。服藥後，2014年8月7日超音波示：已孕2個月。

按考慮患者頭後牽引至額部悶痛，經期嚴重，且經色黑血塊，緣其水土溼寒，乙木抑遏，血脈凝濇不暢。中氣不運，胃氣上逆，則見噁心嘔吐之證。黃元御溫經湯治以溫燥水土，通經達木，經調痛去。而李可老先生的當歸四逆湯加吳茱萸生薑湯加益母草從月經第1日服至經盡，為調經方；經盡後3日，連服黃耆45g，決明子、老鶴草各30g，繼服15劑，為促進排卵多有效驗，共治虛寒型不孕症。與溫經湯有異曲同工之妙。

## ◎案（便祕）

余某，女，73歲。2014年9月27日初診。訴大便難解多年，常用浣腸，2～3日一行，納食差。伴頭昏頭痛，左耳中閉塞感。時胸中堵悶，易心慌氣短乏力，情緒波動時明顯。睡眠多夢，汗出易感冒，自覺記憶力減退。小便頻繁，較急。雙下肢浮腫，下午嚴重。舌紅、苔黃膩，脈左細弱，右細濡。既往三尖瓣關閉不全、小便隱血史。於醫院做胃鏡、24小時心電圖等檢查未有特殊異常。方用黃元御溫經湯去阿膠加何首烏9g、肉蓯蓉15g。

11月22日複診，除左耳閉塞感，下肢浮腫外，餘症漸消。上方加黑附子10g、白朮15g，溫陽化濁、健脾利溼以鞏固治療。

按患者老年體弱，中氣失運，脾不消磨，故納食差；穀精鬱塞而化痰涎，痰濁之氣橫於胸膈故胸中堵悶心慌，上蒙清竅故頭昏耳閉，記憶力減退；肝腸失滋鬱陷而生風燥，大腸以燥金之腑而閉澀不開故大便難解；下肢浮腫亦係中陽不足，陰盛土溼的表現。方藥黃氏溫經湯去阿膠加何首烏9g、肉蓯蓉15g以溫中降濁、滋肝潤腸。後加附子、白朮以溫陽化濁、健脾利溼以治療根本。

## 討論

《四聖心源》論溫經湯曰：水下泄則火上炎，多有夜熱毛蒸，掌煩口燥之證。而下寒上熱之原，則過不在於心腎，而在於脾

胃之涇。探病之理，治病之本莫不在於此。用此方治療大學學生精神分裂症者可大大改善頭頂脹痛、心下壓抑、煩躁口乾、精神體力差等症狀。加桃仁、鱉甲可治療乳腺纖維瘤、卵巢囊腫。某些病患口瘡，久咳不癒，易傷風感冒，皮膚搔癢，關節痛，腹痛，更年期潮熱、盜汗等症者，用此方藥後，療效亦顯著。改阿膠為製何首烏、生地黃亦可碾末製丸，以圖緩治。現代藥理研究顯示：溫經湯對機體內訊息傳遞系統異常的作用表現為過剩時抑制，不足時補充，即雙向調節作用。黃煌從辨溫經湯體質入手，從人體客觀指徵入手指導用藥，透過對溫經湯方證探析認為此方寒熱並用，療效顯著。于惠青等合方配伍，善治雜病，指出在《女科要旨》曰：「《金匱》溫經湯一方，無論陰陽、虛實、閉塞、崩漏、老少，善用之無不應手取效。」徐鴻燕總結出溫經湯除對痛經、乳腺增生、輔助藥物流產、陰道炎、更年期症候群等婦科疾病有很好療效外，還可治療帶狀皰疹、蕁麻疹、血栓閉塞性脈管炎、甲狀腺功能亢進症等疾患。

## 第二節　何任的溫經湯論

《素問·調經論》云：「血氣者，喜溫而惡寒，寒則泣不能流，溫則消而去之。」這一理論也就是溫經湯命名的根據和由來。《金匱要略》溫經湯是醫家常用的重要方劑。

《太平惠民和劑局方》載溫經湯，將原方桂枝改為肉桂。

《校注婦人良方》則將原方去掉阿膠、麥冬、半夏，改桂枝為桂心，增加莪朮、牛膝。它的功能是溫經散寒、活血化瘀。主治寒客於血室，血氣凝滯，臍腹作痛，脈沉緊。根據《金匱要略》溫經湯原方所列主治是：「亦主婦人少腹寒，久不受胎。兼取崩中去血，或月水來過多，及至期不來。」可見其功能也是溫經散寒、養血祛瘀。主治衝任虛寒、瘀血阻滯，症見月經不調，或前或後，或多或少，或逾期不止，或一月再行，暮即發熱，手掌煩熱，唇口乾燥，或小腹冷痛，久不受孕。溫經湯既成治上列諸證者，以其各證病機多屬衝任虛寒瘀滯、月事失調所致，故其治總在溫經散寒、養血行瘀為法。血得溫則行，血行則瘀自散。方中吳茱萸長於散寒定痛，桂枝專溫通血脈，吳茱萸、桂枝合用，旨在溫經散寒；當歸、川芎活血養血，入肝而調經；阿膠、麥冬、芍藥滋陰益營，補肝腎而固衝任；牡丹皮辛寒，既清陰分虛熱，又益桂、芎化瘀；人參、甘草益氣補中，使氣旺脾健，生化有權，則陽生陰長，血源得充；更以半夏、生薑降逆溫中，兼順衝任之氣。所以本方具有溫中寓養、溫中寓通、氣血雙補、肝脾兼調之特點，功在溫通、溫養，使血得溫則行，血行則經自調，而符「溫經」命名之實。故歷來醫家盛讚溫經湯謂：「過期不來者神妙不可言。」故尊之為婦科調經之要方。

何老近年臨診，治疑難雜症和腫瘤患者占大半，而治婦科病亦多。用溫經湯亦不少，主要以之治痛經和月經不調，辨證

之屬於肝腎不足、衝任虛寒並胞宮有瘀阻者，一般不作任何加減，只用原方，療效顯著。至於治不孕症，亦需辨證清楚。一般遇肝氣鬱結，經前胸乳脹者，不宜用本方。凡屬衝任虛寒並血氣瘀滯，並見症有少腹寒冷等現象者，則用溫經湯多見效。

## 醫案精選

### ◎案（不孕症）

某，女，32歲，結婚8年，未曾孕育。由於家住農村，其夫為農民，曾請當地醫生服藥若干，未能見效。並未接受婦科檢查。平時感腰部以下，主要是少腹部寒冷，雖天氣暖熱，衣著內少不了一件「肚兜」。平時有帶下，但清如水。經用溫經湯服治，數月以後再來時，謂當地檢查已孕育，特來保胎。足月後產一女嬰。從此例可見溫經湯治不孕確有療效。

按若干年來，醫界對溫經湯臨床應用之報導，有治療月經愆期者，有治療崩漏者，有治療痛經者，有治療月經不調者，有治產後虛寒者，有治腹痛者，亦有治療血虛發熱者，治療不孕者，亦有用治療血吸蟲性肝病者，有治療功能性子宮出血者，亦有溫經湯新用治療心悸、眩暈、水腫、脅痛等症者，亦有某老中醫治老年婦女月經再來者，亦有與《婦人大全良方》溫經湯作比較而用者，可謂琳瑯滿目，但多數報導都是以溫經湯原方加減增損，有的變動甚大甚而遠離溫經湯原方原藥。何老以為用溫經湯者，應深諳張仲景立方原旨。從《金匱要略》的原文看，溫經湯是溫養氣血，兼以消瘀，標本兼顧，配伍精確的

好方子。原方後亦沒有什麼加減增損的注說，可見用本方一定要重視原方。其組合是從無數次實踐中探索出來的。若必須加減，亦不可任意取捨，否則容易影響治療效果。或謂溫經湯既能治月經或多或少、下血、崩漏、痛經、不孕等多種婦科病，試從現時中藥藥理角度看如何認識。

經查相關專著，將溫經湯的藥理作用摘錄如下：促進黃體生成素的分泌。方中諸藥以牡丹皮的作用最顯著，可使黃體生成素濃度比投藥前增加160%～180%。當歸次之，其他成分則無此作用。降低催乳素量。組方各藥，除阿膠外，都可不同程度地降低催乳素水平。無雌激素樣作用，對正常的激素環境亦無影響。增加耐力。改善血液流變性。鎮痛。促進造血。從以上資料可以看出，溫經湯之所以標本兼顧，治療多種婦科病，從藥理作用上說，也是確實可信的。從溫經湯可以看出，中醫經典中的方子，其組合是嚴謹的，是依照中醫理論從實踐中長期探索而成的，確實應當重視。

## 第三節　劉渡舟談溫經湯的方義

溫經湯是《金匱要略》治療婦人疾病的一張名方。是由吳茱萸、當歸、川芎、芍藥、人參、桂枝、阿膠、牡丹皮、生薑、甘草、半夏、麥冬十二味藥物所組成。這個方子治療衝任虛損、月經不調，或多不斷，或崩中去血，以及半產瘀血停留，少腹急痛，手掌煩熱，唇口乾燥，久不受孕等證，都有較好的療效。

## 第二章 臨床應用研究與展望

歷代醫家,多認為這個方子為溫暖經寒而設,至於「瘀血停留」的病機,也認為寒邪客於胞宮,經血為之瘀滯所致。為此,沈金鰲有「但此溫劑,內冷者宜」的論斷。看來,認為溫經湯是以熱治寒的方子,已成為天經地義,無可非議。然而,劉老認為尚有進一步研究之必要,並期以恢復溫經湯的本義。

劉老認為溫經湯的「溫」,不應該當「熱」字講,應該當「和」字講。就是說溫經湯應該是溫和經水的方子。為什麼不作「熱」解,而作「和」解?是有文獻資料可以證明的。《素問·離合真邪論》說:「天地溫和,則經水安靜;天寒地凍,則經水凝泣;天暑地熱,則經水沸溢;卒風暴起,則經水波湧而隴起。」說明了經水在溫和的條件下,才能保持正常。由此可見,張仲景取義於《黃帝內經》而名曰溫經湯,自非僅是以熱治寒而了事,應該說它有反映生理和治療的雙重意義在內。下面分兩個問題,加以闡述:

一是婦人的月經疾患,多與衝任二脈不調有關。《黃帝內經素問》王冰注「衝為血海,任主胞胎」,若衝任調和,則經水自利,而無復可言。如果寒暖失常,氣血乖決,而使任衝不調,則可發生月經方面的疾患。另外,肝經繞陰器而抵少腹,而與婦女生殖器官發生密切的關係。況且,肝能藏血,而氣主疏泄,故有肝為婦女之先天的說法,反映了肝對婦女經水的影響是非凡的。然肝與膽配,厥陰與少陽為表裡。這是由於厥陰肝多血而少氣,少陽膽則又多氣而少血。所以,肝膽陰陽表裡以

下篇　現代研究與經方運用

達成氣血不偏，而各得其所，以為生理之常。

《難經・二十二難》說：「氣主呴之，血主濡之。氣留而不行者，為氣先病也；血壅而不濡者，為血後病也。」它說的「氣主呴之」，呴，以溫為義，「血主濡之」，濡，則以潤為主。若結合肝膽而言，肝多血而能潤，膽多氣而能響，如此，則經水調和，厄何病之有？所以說，溫經湯的作用，關鍵有氣呴、血濡之效，而治婦女半產漏下等證如神。如果我們不從氣血兩方面的作用加以考慮，而單純地強調它的氣呴為陽一面，則必失掉了血濡為陰的另一面。這樣，對於治療手掌煩熱和唇口乾燥等證，也就不能發揮作用。嚴格地講，溫經湯的治療如春天的氣候是溫和而流暢，它不同於附子湯的治療如夏日炎炎而以流火爍金為能事，兩方的特點不同，所以症候亦各有所異。

二是從藥物結構進行分析，溫經湯的吳茱萸、桂枝、生薑以溫寒通氣為主，而阿膠、麥冬、牡丹皮、當歸、川芎、芍藥以潤燥補血為主，人參、甘草則甘溫以扶正；半夏則調和陰陽，和胃而致津。此方集溫、潤不同之藥，而能陰陽兼顧，故寒者溫而燥者潤、瘀者行而下者斷，務使氣血溫和，任衝得養，肝膽得潤，為製方之宗旨。若局於以熱治寒的一角，則以上諸義皆失。為了理論結合實踐，茲舉病例一則，以供參考。

◎案（崩漏）

盧某，女，40歲。主訴：月經淋漓不止，經中夾有血塊，色暗而少腹冷痛，兼有白帶，腰腿發酸，周身無力，手心發熱，

而唇口乾燥。視其面黃白不澤，舌質淡嫩，苔白而潤。切其脈則沉弦而無力。辨證為肝膽氣不昫而血不濡，任衝失調，則淋漓為病，少腹冷痛為寒，而手心發熱，唇口乾燥又為血虛不濡之候，面色黃白，知氣血皆虛，脈沉弦無力，胞宮定有虛寒無疑。證情如溫經湯，治以溫經止漏、和血益氣。

處方：吳茱萸 9g，川芎 9g，白芍 9g，當歸 9g，黨參 9g，炙甘草 9g，阿膠 9g（烊化），牡丹皮 9g，麥冬 30g，半夏 9g，生薑 9g，桂枝 9g。

服此方見效。服至 6 劑，月經即止，手心不熱，唇口不燥，唯白帶仍多。治以補脾運溼、滋血調肝，方用當歸芍藥散。

處方：當歸 10g，白芍 12g，川芎 6g，白朮 20g，茯苓 12g，澤瀉 12g。

服至 3 劑，而帶下已癒，此病痊癒。

按臨床經驗，凡用溫經湯，必須重用麥冬以滋肺胃津液，又能通心脈而益榮，又可監吳茱萸、桂枝之溫燥以免耗陰，而進藥後的頭暈、咽乾、心煩等副作用。方中的人參，一般多以黨參代用，若氣血虛極，仍以人參為有效。亦不可不知。方中的吳茱萸為苦辛大熱之品，男人和年輕婦女，用量應酌減，以免發生眩暈等症。

## 第四節　高忠英運用溫經湯治療內科雜病

高忠英為某大學中醫藥學院教授，知名老中醫。業醫40載，精研經典，諳熟各家學說，並將之融會貫通，擅用溫經湯治內科雜病，屢治屢效，表現了中醫「治病求本」的原則，有異曲同工之妙，茲介紹如下，以供同道參考。

溫經湯出自《金匱要略·婦人雜病脈證并治第二十二》，文中指明治「婦人」之疾，故後世多用於治療月經不調、痛經、崩漏等婦科疾病。然女子一生以肝為先，以血為本，肝氣易鬱，鬱則氣滯，氣滯可致血瘀，故女子易出現氣滯血瘀之證，表現為急躁易怒、月經有血塊等。肝鬱易化火，在年輕時因火力尚旺，貪涼飲冷，或經期冷水淋浴，冒雨涉水，帶經游泳或半產受寒等，使寒氣漸漸凝聚於少腹胞宮而不覺，終致諸證雜生。本方證以衝任虛寒為本，瘀血內停為標，故治療重點不在攻瘀而在溫養。《素問·調經論》「血氣者，喜溫而惡寒，寒則泣不能流，溫則消而去之」。故方中用吳茱萸散下焦寒邪；桂枝、當歸、川芎養血通脈而化瘀；阿膠、芍藥、麥冬養血滋陰；人參、生薑、半夏、甘草益氣和胃。全方溫經散寒與養血化瘀並用，使血得溫而行，血行則瘀消，諸證可癒。

**醫案精選**

◎案（喉痹）

李某，女，37歲，職員。1997年5月5日初診。患者4年

來時咽部癢痛，曾反覆服清熱解毒中藥及抗生素，療效不佳。近期發作頻繁，自覺咽中熱痛癢，引咳嗽陣作，口乾思冷飲，但飲冷則胃脘不適且口燥不解，納佳，夢多，二便調。平素易煩急，手足冷，掌心熱，月經週期尚準，量少，色暗，帶經期長，10餘日，小腹發涼。症見：舌黯淡，苔白，有染苔（因口含西地碘含片），脈細弦稍數。西醫診斷為慢性咽炎。中醫辨證為寒凝血瘀、衝任失調。治以溫經散寒、引火歸元。方用溫經湯加減。

處方：吳茱萸 10g，肉桂 6g，牡丹皮 10g，川芎 10g，半夏 10g，當歸 10g，太子參 20g，炮薑 10g，桃仁 10g，益母草 20g，紫菀 10g，生訶子 10g。7劑，日1劑，水煎服。

患者服7劑後，咽中熱減輕，咽癢止，咳嗽停，月經汛，色暗紅，量增多，帶經7日而淨。原方加減連服2個月，諸證即消，改用安坤贊育丸、婦科得生丹交替服用，以善其後。

按高師認為婦女的內科疾病表現複雜，然其月經失調則是辨證的重要資訊。臨證時女子尤要詳審月經情況，但月經色暗，煩熱，唇口乾燥不欲飲而小腹冷痛者，便可治以溫經散寒，直中病機，標證自然迎刃而解，不必拘泥一方一證。本案以咽部乾澀痛癢為主證，看似有熱，但察其口乾燥而飲水不解，手心熱，經色暗，淋漓不淨，小腹冷，參其舌脈，實屬寒凝血瘀之證。咽癢熱痛，其根本在於衝任虛寒，故前醫投清熱解毒藥無效而更傷其陽，犯了虛虛之戒。高師易溫經湯中桂枝

為肉桂，生薑為炮薑，旨在溫散下焦寒凝，蒸騰津液上承，使虛火歸元，並去其阿膠、麥冬之陰柔；改用益母草、桃仁以助活血化瘀之力；因其咽部症狀突出，故加用生訶子、紫菀等利咽之品。然冰凍三尺，非一日之寒，散寒化瘀並非幾日之功、幾劑之效，故高師常在經前用溫經湯化裁，以散寒祛瘀，經後以安坤贊育丸、婦科得生丹每日交替服用以溫經養血。

◎案（嗜異證）

蔣某，女，35歲。1997年5月19日初診。患者產後起漸喜食肥皂、生菜，逐年加重，見肥皂即不能自制，每取一小塊含口中，一日3～5次。症見：平素惡寒，納食佳，但不喜冷食，食後則小腹冷，大便時乾時稀，月經準，色紫黑，有血塊，汛時腹冷甚。舌青暗、苔少，脈沉細弦。中醫辨證為衝任虛寒、血瘀絡滯。治以溫經散寒、化瘀通絡。方用溫經湯加減。

處方：吳茱萸10g，肉桂6g，當歸10g，川芎10g，桃仁10g，三稜10g，莪朮10g，製香附10g，小茴香10g，巴戟天10g，益母草15g，檳榔10g。

患者加減服用約20劑後，嗜異欲大減，看見肥皂可以自制，偶爾吃一次。月經色紫紅，量仍少，小腹冷，舌暗但已顯現紅色，仍宗前法加減再服，並以安坤贊育丸、女金丹於經後交替服用，鞏固療效。1月餘後，患者來訴已不再吃肥皂。

按嗜異證一般見於蟲積，但本例患者尚伴見腹冷、經色紫黑、舌青暗、脈細弦等證，可見，病症雖表現為脾胃功能異

常，而本在衝任虛寒，致使血瘀絡滯，故溫經散寒，化瘀通絡是治療之關鍵。高師用溫經湯化裁，加用了小茴香、巴戟天以助吳茱萸、肉桂溫散少腹寒邪，再用三稜、莪朮、桃仁、製香附、益母草加強活血通瘀行滯之功；用檳榔來調理胃腸氣機。藥中病機，故見神效。

◎案（痞證）

王某，女，38歲。1997年5月29日初診。患者3年前始出現胃脘脹悶不適，進食後尤甚，當時診斷為淺表性胃炎，屢治不效。症見：近期脘部痞悶尤甚，呃逆頻頻，泛酸，納差，大便不暢，心煩，唇口乾燥不欲飲水。月經先期，量少，小腹冷痛，白帶多，色淡。舌淡，苔白，邊有齒痕脈右滑而無力，左弦細。西醫診斷為萎縮性胃炎。中醫辨證為衝任虛寒、氣血凝滯。治以溫經散寒、和胃降逆。方用溫經湯加減。

處方：吳茱萸10g，肉桂6g，牡丹皮10g，川芎10g，半夏10g，當歸10g，紅花10g，炮薑10g，桃仁10g，丁香10g，柿蒂10g。10劑，日1劑，水煎服。

二診：10劑後患者脘痞消，呃逆減，大便暢，唯小腹仍脹，遇冷加重。宗前法，去丁香、柿蒂，加烏藥、小茴香以增強溫經散寒、暖小腹之功。連服1月餘，症平穩。

按衝脈隸屬陽明，衝任二脈與足陽明胃相通，衝任虛寒，則胃中陽氣不布，氣滯血凝則脘痞悶，虛氣上逆則呃逆不休。高師在溫經散寒同時，加用丁香、柿蒂平衡降逆，標本同治，

下篇　現代研究與經方運用

尤妙在半夏之辛開，既可通陽明之氣而平衝任之逆，又可引藥直達病所，有利於溫通調經，調順氣血的功效發揮。

◎案（胃脘痛）

　　曹某，女，30歲。1997年5月19日初診。患者3年來時作胃脘痛，經前或遇寒加重，手足涼，多唾，唇燥，納眠可，大便乾。經期尚準，色稍黑，量多，經前巔頂作痛，煩躁。望其形體瘦高，面色白，舌尖紅，苔薄乾，脈沉緊。辨證為衝任虛寒、瘀血內阻。治以溫經散寒、化瘀止痛。方用溫經湯加減。

　　處方：吳茱萸10g，肉桂5g，牡丹皮10g，川芎10g，半夏10g，當歸12g，紅花10g，桃仁10g，赤芍12g，太子參20g，三稜10g，益母草20g，丹參15g。

　　患者以此方加減服用近4個月，胃痛未作，服至5月餘，經前諸證消減，但經後感嗜睡，易感。此屬氣血兩虛，改用補氣養血法，以八珍湯緩調。

　　按胃脘痛一般多從脾胃入手，但該患者胃痛多在經前，或遇寒加重，又察其多唾，唇燥，手足涼及經前後諸證，可知其胃痛由虛寒血瘀所致，故去其滋陰之藥，而加用三稜、桃仁、益母草、丹參以活血養血，溫通經脈。藥後，血脈調暢，寒散瘀化，諸證必減。

◎案（身熱）

　　孟某，女，40歲。1997年10月21日初診。患者自覺身熱已

220

有七、八年,觸之灼手,但體溫正常,入暮尤甚,且每於勞累後加重,伴有畏寒,乏力,咽部乾癢,唇乾,食慾不振,睡眠夢多,大便溏軟,手足冷,月經如期,經量適中,經色紫暗,有血塊,經前腰痠,小腹冷,雙腿腫脹,舌黯淡,苔白,邊有齒痕,脈右沉細,左細滑。中醫辨證為衝任虛寒、氣虛血瘀。治以溫經散寒、益氣活血。方用溫經湯加減。

處方:吳茱萸 10g,肉桂 6g,牡丹皮 10g,薑半夏 10g,當歸 12g,桃仁 20g,赤芍、白芍各 15g,太子參 20g,益母草 20g,柴胡 20g,桂枝 6g,甘草 20g。7 劑,日 1 劑,水煎服。

二診:患者服 7 劑後,身熱即消,訴精神體力轉佳,月經有大血塊排出,經前下肢腫脹減輕,小腹仍有涼感。經前再用本方加減服,經後以安坤贊育丸調之,迄今 3 個月,即使勞累亦再未作身熱,納眠、二便正常。

按身熱證,治療常從陰虛、溼熱入手,隨師臨證後,悟其血瘀發熱之機理,開拓了思路。本例患者身熱伴唇乾,小腹手足冷,畏寒,月經色紫暗有塊,舌暗,係寒凝血瘀所致,與陰虛之潮熱盜汗、溼熱之身熱不揚、困重等有明顯區別。遇勞則加重,是為氣血不足之象。故經前用溫經湯加減以溫經散寒、養血祛瘀,調和營衛以散寒瘀,經後用安坤贊育丸養血調經以補虛寒。

## 第五節　王付溫經湯應用札記

溫經湯是《金匱要略》中著名的有效治病用方之一，臨證若能針對病症表現與病機而合理應用，常常能獲得顯著治療效果，下面將臨床應用例舉於次，以拋磚引玉。

**醫案精選**
◎案（子宮頸糜爛）

羅某，女，39歲。主訴：陰道分泌物較多，時黃時白，經婦科檢查，陰道黏膜輕度充血。內窺器檢查：子宮頸糜爛Ⅲ度，無肥大、息肉及萎縮。診斷為子宮頸糜爛Ⅲ度。症見：帶下色黃量多且質地清稀，小腹墜脹時有疼痛，腰痠腿軟，少腹惡寒，心煩，手足心熱，口淡不欲飲水，經血有塊，舌質暗、苔薄白，脈沉弱。辨證為胞宮虛寒、氣滯血瘀。治以溫經散寒、養血祛瘀。方用溫經湯加味。

處方：吳茱萸9g，當歸6g，川芎6g，白芍6g，紅參6g，桂枝6g，阿膠珠6g，生薑6g，牡丹皮12g，生甘草6g，清半夏12g，麥冬24g，蒼朮15g，山藥15g，黃柏10g。12劑，日1劑，水煎服。

二診：陰道分泌物減少，其他病症均有好轉，又以前方12劑。之後，以前方因病症變化適當加減服用60餘劑，經婦科檢查，子宮頸糜爛消除。

按根據子宮頸糜爛以帶下色黃為主,辨帶下色黃通常屬於濕熱,治當清熱燥濕,可帶下色黃質地非黃稠濁臭而是清稀無異味,病機非濕熱而為寒瘀。治以溫經湯溫經散寒、養血祛瘀,加蒼朮醒脾燥濕止帶,黃柏燥濕,兼制溫熱藥燥化傷津,山藥健脾益氣止帶。方藥相互為用,以建其功。

## ◎案(漏下)

宋某,女,37歲。主訴:每次月經持續15天以上,僅第1天月經量稍多,然後經量少且淋漓不斷。數次服用中西藥而沒有達到治療目的。症見:月經量少,色暗,夾血塊,少腹怕冷,手足不溫,面色不榮,肌膚粗糙,氣短乏力,大便溏薄,舌淡苔薄,脈弱。中醫辨證為胞宮虛寒,兼以血瘀。治以溫經散寒、活血化瘀。方用溫經湯治療。

處方:吳茱萸9g,當歸6g,川芎6g,白芍6g,人參6g,桂枝6g,阿膠6g,生薑6g,牡丹皮6g,甘草6g,半夏12g,麥冬24g。6劑,日1劑,水煎服。

二診:月經漏下明顯好轉,以前方治療15劑。並囑其在每次月經來臨前7天服藥,堅持用藥4次。隨訪1年,一切尚好。

按本例患者月經量少,色暗,夾血塊,辨證為血虛血瘀,又因少腹怕冷,手足不溫辨為寒瘀,因氣短乏力,脈弱辨為氣虛,以此辨為胞宮虛寒,兼以血瘀。以溫經湯溫經散寒、養血祛瘀,方藥主治與病機符合,所以獲得預期治療效果。

下篇　現代研究與經方運用

◎案（痛經）

孫某，女，23歲。主訴：自月經初潮至今，經期疼痛劇烈難忍，每次只有服用止痛類西藥才能緩解，曾多次服用中西藥，均沒有達到遠期治療目的。症見：經前少腹小腹疼痛，痛甚則周身冷汗出，小腹惡寒，經期腹痛因瘀塊得下減輕，面色不榮，兩目乾澀，心煩，唇乾，口燥且不欲飲水，舌邊略有紫點，脈遲。中醫辨證為虛瘀寒氣。治以活血化瘀、溫養經脈、散寒通經。方用溫經湯加減。

處方：吳茱萸9g，桂枝9g，川芎9g，生薑12g，半夏12g，牡丹皮9g，麥冬12g，人參6g，炙甘草6g，阿膠10g（烊化），當歸15g，白芍9g。6劑，日1劑，水煎服。

囑患者在每次月經來之前1週服藥，連續治療3個月，每次用藥6劑。之後，數年痛經解除。

按痛經是婦科常見病、多發病，年輕女子比較多見。根據痛甚則周身冷汗出，小腹惡寒辨為寒，又根據經期腹痛因瘀塊得下減輕辨為瘀，因面色不榮、兩目乾澀辨為血虛，以此辨為虛瘀寒證。以溫經湯溫經散寒、活血化瘀、益氣補血，以使寒氣得散、瘀血得去、血虛得補，故獲得預期治療目的。

◎案（非特異性陰道炎）

林某，女，34歲。主訴：經婦科檢查診斷為非特異性陰道炎，多次使用外用藥，用則病症減輕，停藥後病症又發作，雖

服用中西藥，但收效不明顯，近日外陰搔癢加重而前來診治。症見：外陰搔癢，陰冷，帶下量多色白，質地黏稠，性慾減退，精神萎靡不振，面色不榮，少腹怕冷，同房陰部疼痛，舌邊略紫，苔薄略膩，脈沉。中醫辨證為寒客胞中、瘀血內阻、氣血虛弱。治以溫陽散寒、活血化瘀、補養氣血。方用溫經湯加減。

處方：吳茱萸9g，桂枝9g，川芎9g，生薑12g，半夏12g，牡丹皮9g，麥冬12g，人參6g，炙甘草6g，阿膠10g，當歸15g，白芍9g，芡實10g，薏仁15g。6劑，日1劑，水煎服。

二診：陰部搔癢減輕，以前方6劑。

三診：諸證均較前好轉，以前方治療30餘劑。諸證悉除，隨訪2年，一切正常。

按西醫診斷為非特異性陰道炎，從中醫診治不能因病變是炎症而選用清熱燥溼藥，若欲用清熱燥溼藥，則欲加重病情。根據患者外陰搔癢、陰冷、帶下量多色白、質地黏稠辨為寒溼，又根據舌邊略紫辨為瘀，因精神萎靡不振、面色不榮辨為虛，以此辨為虛瘀寒證。以溫經湯溫經散寒、化瘀補虛，加芡實補脾收斂止帶，薏仁滲溼止癢。方藥相互為用，以癒其疾。

◎案（風溼性關節炎）

安某，女，43歲。有多年風溼性關節炎病史，近因疼痛加重而前來診治。症見：兩膝關節疼痛，固定不移，按壓及受涼疼痛加重，下肢麻木，舌淡、邊略暗，苔薄白，脈沉弱。辨證為筋脈寒瘀。方用溫經湯加減。

處方：吳茱萸 9g，當歸 6g，川芎 6g，白芍 6g，黨參 12g，桂枝 6g，阿膠 6g，生薑 6g，牡丹皮 6g，炙甘草 6g，生川烏 6g，生草烏 6g，麥冬 24g。6 劑，日 1 劑，水煎 2 次合併分 3 次服。

二診：膝關節疼痛減輕，又以前方治療 30 餘劑，諸證悉除。隨訪 1 年，疼痛未再復發。

按張仲景設溫經湯本是主治婦科（血）虛（血）瘀（血）寒病症。而應用溫經湯根據方藥組成及功效，合理用於治療風溼性關節炎或類風溼性關節炎，則能獲得顯著療效。根據疼痛固定不移辨為瘀，因受涼加重辨為寒，又因下肢麻木、脈沉弱辨為虛，以此辨為虛瘀寒證。以溫經湯溫經散寒、活血化瘀、益血榮筋，加生川烏、生草烏溫陽逐寒止痛。方藥相互為用，以奏其效。

## 第六節　傅在希等名老中醫臨床經驗

多位知名老中醫，如傅在希、張慶雲、崔玉衡、華占福、彭光祖、張志浩、黃燕、馬譁、劉洪祥等，將溫經湯運用於不孕症的經驗特色記載，摘錄如下。

### 1. 傅在希

主張「不孕首推溫經湯，經期服藥勿更張」，以為婦人調經種子，古方流傳甚多，然用之確有特效者，而在其經驗中以溫經湯為第一。傅氏用此方，得自其師口傳，運用此方的方法為

一不可加減,二必須在行經期服藥,三五劑後,經淨即止,以後每月皆如此照服。假如經水不來,則多已受孕,不必再服,聽其自然發育生產。亦不必輕易做內診檢查,以免手法粗糙,導致流產。其臨證 60 餘年,治療婦女宮寒不孕,遵用此方此法,每每獲效。傅氏認為婦女不孕,原因多種,有寒、熱、虛、實、痰、瘀等不同情況,但是宮寒不孕在臨床最為常見。溫經湯組方嚴密,溫經祛瘀同用,扶正祛邪並舉,用於治療不孕症適應面廣,即使是寒熱夾錯,亦可透過方中吳茱萸、桂枝、麥冬、白芍、牡丹皮的劑量變化而達到目的。方名既為溫經湯,自然是以衝任虛寒為主,故臨床運用本方治療不孕症,應以月經後期,經量偏少為主要適應證。

傅氏主張使用治療女性不孕症,雖藥味不可變更,但分量可作加減。其常用分量如下:吳茱萸 2.5～4.5g,紅參 10g,桂枝尖 6～10g,阿膠 10g(烊化),薑半夏 10g,麥冬 10～12g,當歸 10g,川芎 6g,白芍 10～12g,牡丹皮 6～10g,甘草 6g,生薑 3 片。

## 2. 張慶雲

張氏運用加減溫經湯治療不孕(育)症,其加減溫經湯以《金匱要略》溫經湯化裁而來。

處方:吳茱萸 10g,桂枝 10g,乾薑 10g,白芍 10g(經前用赤芍,經後用白芍),當歸 10g,人參 6g,甘草 6g,淫羊藿

30g，巴戟天 15g，丹參 30g，阿膠 10g（用鹿角膠代之更妙）。

　　方中吳茱萸、桂枝暖肝腎溫經以散寒；當歸、川芎、芍藥、阿膠養血滋陰，調補衝任；乾薑、人參興脾氣以滋化源：巴戟天、淫羊藿、菟絲子壯腎興陽，使先天健旺；丹參養血活血，諸藥相得，共奏溫經散寒、調補肝腎之效。

　　張氏認為，十二臟腑，奇經八脈，男女皆備。女有胞宮，男有精室，女有經血，男有精液；女則經水以時下，男則精滿而溢洩；男女生理既有相同之處，治法必有相同之理。張仲景雖立法治女，依理尚能治男。故凡遇男女先天不足，下焦虛寒而致的女子痛經，子宮發育不良，月經不調，宮寒不孕；男子精室虛寒、精少、精子活力下降所致的不育症及睪丸冷痛、疝氣等用之都頗有效驗。加減法：女子宮寒不孕，加紫石英、附子；痛經脹甚於痛，加烏藥、川楝子、青皮；痛甚於脹，加五靈脂、延胡索；男子睪丸冷痛，加橘核、荔枝核、附子；寒病，加附子、柴胡、大茴香、小茴香，重用吳茱萸；精少，加仙茅、熟地黃、鹿角膠。其治男女不孕症，習配紫河車粉，子宮虛寒、子宮發育不良、男子精少及活動力下降時為必備之品。紫河車乃補氣血陰陽天然之珍品，認為本品原為衝任所養，今以其還養胞宮，實屬同氣相生之理，用之甚為合拍。另外其建議，在治療過程中必慎房事，最多 1 個月行房 1 次，否則影響療效。如有月經不調者，應先調經，後種子為要。男女不孕症，多有情志不遂，故疏肝之品亦應隨證而施。

## 3. 崔玉衡

崔氏主張不孕首重調經，以為婦女不孕的原因，有外感六淫之邪，侵襲或蘊於胞宮，衝任損傷，致月經不調不能受孕，或因七情所傷，五志過極，臟腑經絡受損，氣血偏盛，導致月經不調，不能攝精而不孕，月經主要成分是血，在腎氣與天癸的作用下，輸送精微，灌注於胞宮，以營養精子培育胎元，若未受孕則去舊更新，滌淨穢氣，將經血如期排出，即為月經。外感內傷均能引起月經不調，或前或後，量過多過少，崩漏，閉經等症，皆可影響月經正常的生理性週期，也就影響了女性生殖週期，故多不能生育。經宜如潮有其一定的週期性，身體健康，衝任通盛，陰陽和則有子矣。故種子之法，首要調經，即所謂「求子之法，莫先調經」、「經調則孕」。但臨床必須審因辨證施藥，方能準確無誤。臨證若見經期後錯、畏寒肢冷、舌淡、脈沉弱等，陽虛宮寒不孕者，治以補腎暖胞宮，養血助孕之劑。方選溫經湯或吳茱萸湯，加淫羊藿、補骨脂、菟絲子等進行治療，每多獲效。

## 4. 華占福

華氏引朱丹溪說，婦人無子，其一是由血少無以攝精所致。曾以溫經湯治癒血虛不孕患者，患者或因先天不足，以致衝任血海空虛，而不能攝精成孕。症見婚後久不受孕，月經後期，量少，色淡，面色萎黃，皮膚乾燥，心悸，眩暈。舌淡，苔白，脈濡或細弱。患者本身素體虛弱，或由於先天稟賦不足，

或後天失養，或久病暗耗陰血、失血等，以致衝任血虛，胞脈空虛，不能攝精養胎，故不成孕。由於營血虧乏，胞脈空虛失於濡養，所以月經後期，量少色淡；營血虧虛不能上榮於面，故見面色萎黃、頭暈目眩；全身失於血液的濡養，故患者形瘦體弱，皮膚不潤，舌淡，脈細弱亦為血虛之象。治以補血養血、滋腎調經。又引《景岳全書‧婦人規》說：「調經之要，貴在補脾胃以資血之源，養腎氣以安血之室。」脾健腎旺，不僅促以調經，而且也是治療不孕症的要旨。故血虛不孕以大補氣血為主，配以益腎化精之品，充先天不足，補後天虛餒，補腎健脾，益氣生血，達到陰陽並補，氣血俱生的目的。

## 5. 彭光祖

彭氏以為女子不孕原因在衝任，或因任脈不通，或因血海空虛，以致月經不能按時而至，或至而不暇。不孕雖有腎虛、肝鬱、痰溼、血瘀等引起，但它們都能使人體在經前、經期或經後產生一系列異常反應，在不同程度上影響月經的正常運行。故改善月經的前後症狀，辨證地調經，是消除病因、治療不孕症的關鍵。對此，彭氏提出了不孕症的「調經三步驟」：經前多實，理當審因祛實；經行虛實夾雜，治當養血「暢經」；經後正氣虧虛，治當扶正固本。從排卵後至行經前，2週左右為經前期，凡實證多在經前引起異常反應，而以氣滯血瘀為多見。治療當審因祛實，辨證施治。寒與血結，血行澀滯，宮寒不孕

者,可致月經後期、月經過少、痛經、閉經等,治以溫經散寒、活血祛瘀,方用溫經湯加減。

## 6. 張志浩

婦人不孕之病因,常分為腎虛、肝鬱、痰溼、血瘀等 4 種原因,但張氏認為:胞宮受寒而不孕,居於臨床主流。寒溼之邪,侵襲經脈,蘊於胞宮而凝滯,以致宮寒不孕;或由真陽不足,不能暖胞攝精,前賢謂之「寒潭無魚」。臨床見腹冷痛、經血成塊、脈沉緊或緊細之不孕症婦女,常以溫經湯溫經與祛瘀同用,以達溫經散寒通絡功效,扶正祛邪並舉,用以主治凝胞宮,肝鬱血滯不孕症,常獲良效。其常用配伍及劑量如下。

處方:吳茱萸 7.5g,黨參 15g,桂枝 15g,阿膠 15g(烊化),半夏 15g,當歸 15g,川芎 15g,白芍 15g,甘草 10g,烏藥 15g,牡丹皮 15g,荔枝核 25g,穿山甲 15g,雞內金 15g,蒼朮 15g,薏仁 15g,澤蘭 15g,五靈脂 15g,絲瓜絡 20g。

用法為月經來前 1 週服用,經來即停。

張氏指出吳茱萸、桂枝溫散下焦之寒,兼通血脈;當歸、川芎活血祛瘀,養血調經;阿膠、白芍養血益陰;黨參、半夏、甘草益氣和胃,以資生化之源;巴戟天溫腎益腎,蒼朮、薏仁燥溼止帶,使胞宮得溫,經血得養,衝任旺盛,則氣血自充,血海得盈;烏藥、荔枝核、澤蘭、五靈脂等理氣活血,疏利經脈。全方共奏溫宮養血益腎之功。

## 7. 黃燕、馬譁

黃、馬氏二人運用溫經湯治療月經不調性（衝任虛寒）不孕，常用配伍及劑量處方如下。

處方：吳茱萸 6g，桂枝 10g，當歸 10g，川芎 10g，牡丹皮 6g，芍藥 15g，甘草 3g，人參 15g，生薑 3 片，半夏 6g，阿膠 12g，麥冬 9g。

功效為溫經通脈、養血祛瘀。用法為經行前 5 劑，經行停服，連服 6 個月。

吳茱萸、桂枝溫經散寒，通利血脈；當歸、川芎、芍藥活血祛瘀，養血調經；牡丹皮祛瘀通經，並逐虛熱；阿膠、麥冬養陰潤燥，清虛熱，阿膠還能止血；人參、甘草益氣健脾，以滋生血之源，並達通血之用；衝任二脈均與足陽明胃經相通，半夏能通降胃氣而散結，有助於祛瘀調經；生薑溫胃氣以助生化，甘草又能調和諸藥。

## 8. 劉洪祥

劉氏在其著作《婦科醫案》中記錄了運用溫經湯治療多例原發性及繼發性不孕，認為原發不孕症中，胞宮虛寒症較多，溫經湯療效顯著。且在其經驗中大溫經湯，每用於原發性不孕之子宮發育不良者而每每獲效。也曾治癒因 4 年長期哺乳而子宮萎縮之繼發性不孕患者。在其著作中提及「是否亦可證實（大溫

經湯）有促進子宮發育作用？有待進一步探討」。為溫經湯的現代研究提出了一條思路，可供未來研究者參考。

下篇　現代研究與經方運用

# 參考文獻

[1] 徐鴻燕。溫經湯綜述 [J]，2012

[2] 姜雅晴。溫經湯合併西藥治療月經不調 85 例療效分析 [J]，2008

[3] 郭振海。活血溫經湯配合溫針灸治療痛經 160 例 [J]，2010

[4] 劉志超。溫經湯治療痛經 48 例 [J]，2011

[5] 馮明霞，朱麗紅。加減溫經湯治療原發性痛經臨床觀察 [J]，2011

[6] 黃英。加減溫經湯結合針灸治療痛經 76 例 [J]，2007

[7] 郭曉峰。溫經湯組方特點辨析 [J]。中國實驗方劑學雜誌，2010，16（9）：235-236

[8] 金明玉，柳振宇。運用溫經湯治療疑難雜證四則 [J]，

[9] 李衛民，李衛紅。《金匱要略》溫經湯中半夏的配伍意義 [J]，2006

[10] 姜雅晴。溫經湯治療月經不調辨治體會 [J]，2001

[11] 吳昌生，諶曦。大溫經湯治療崩漏與痛經 [J]，1996

[12] 林知惠子。溫經湯治療未婚女性月經異常的經驗 [J]，1998

# 參考文獻

[13] 鄔素珍。論《金匱要略》溫經湯應用於子宮內膜異位症疼痛 [J]，2010

[14] 范林，王長滾。溫經湯治療不孕症 50 例 [J]，1998

[15] 侯雁，趙麗俠。溫經湯輔助藥物流產 30 例 [J]，2009

[16] 蔡親福。溫經湯對老人陰道炎和外陰搔癢症的臨床療效 [J]，1990

[17] 胡慰吾。溫經湯加味治療更年期症候群 32 例 [J]，2002

[18] 趙有利，王玉璽。經方溫經散寒法治療皮膚病研究進展 [J]，2010

[19] 馬玉紅。《金匱要略》溫經湯治療甲亢體會 [J]，2007

[20] 李龍驤。溫經湯臨床新用 [J]，1999

[21] 王劉英。溫經湯治療乳腺增生 20 例的臨床觀察 [J]，1997

[22] 湯豔秋，吳燕虹。溫經湯治療子宮內膜異位症痛經 30 例臨床觀察 [J]，2015

[23] 朱莉萍。化瘀溫經湯聯合 Gestrinone 治療子宮內膜異位症臨床研究 [J]，2015

[24] 李曉霞。溫經湯加減治療腎虛血瘀型崩漏臨床療效觀察 [J]，2015

[25] 朱熙。朝藥加味溫經湯治療停經前後諸證 40 例療效觀察 [J]，2015

[26] 劉俊峰，李昕。溫經湯治療不孕症淺析 [J]，2015

[27] 林細佳。溫經湯在婦產科疾病中的臨床應用分析 [J],2015

[28] 蘇勇。易經 [M],1989

[29] 吳貴娥。不孕症中醫診治方藥的古今文獻研究 [J],2008

[30] 張仲景。金匱要略 [M],2005

[31] 巢元方。諸病源候論 [M],1955

[32] 陳士鐸,石室祕錄 [M],2006

[33] 陳自明。婦人大全良方 [M],2006

[34] 孫思邈。千金方 [M],1998

[35] 靈樞經 [M],1993

[36] 曹炳章。中國醫學大成續集 37(婦科)廣嗣紀要影印本 [M],2000

[37] 王冰。黃帝內經素問 [M],1963

[38] 傅山。傅青主女科 [M],2006

[39] 劉玉成。賜嗣:不孕症診療與實踐 [J],2006

[40] 姜向坤,李雲,張麗娟等。排卵功能障礙性不孕的機制探討 [J],2000

[41] 李鳳陽,安向榮,李孟。六二五合方治療排卵障礙性不孕 60 例 [J],2009

[42] 邵淑芹。石英毓麟湯治療排卵障礙性不孕 30 例 [J],2010

# 參考文獻

[43] 賈桂芝，趙梅，耿金鳳。中藥人工週期療法在無排卵性不孕症中的應用 [J]，2007

[44] 李豔秀，張豔玲。中藥人工週期療法治療排卵功能障礙性不孕症 48 例療效觀察 [J]，2004

[45] 王山，張尚敏，王秋景。針灸治療排卵障礙性不孕 34 例 [J]，2008

[46] 梁基源，梁德，黃張攀。針灸補腎調衝法促排卵 35 例臨床觀察 [J]，2008

[47] 李世玲，李印。中西醫結合治療無排卵性不孕 83 例 [J]，2008

[48] 徐貞淑，程徑。未破裂卵泡黃素化不孕治療經驗探析 [J]，2010

[49] 劉憲鳴。中西醫結合治療高泌乳素血症性不孕 64 例 [J]，2008

[50] 王桂梅。中西醫結合對排卵障礙性不孕 120 例臨床分析 [J]，2008

[51] 甘瑾，施豔秋。黃體功能不全性不孕的中西醫理論 [J]，2008

[52] 華彩鳳。促排卵湯治療黃體功能不全性不孕 26 例臨床觀察 [J]，2010

[53] 黃邦萍，劉維，尹麗等。補腎養肝湯治療黃體功能不健性不孕 32 例臨床觀察 [J]，2009

[54] 趙珂，孟凡徵，金季玲。金季玲治療子宮內膜異位症不孕的臨床經驗 [J]，2008

[55] 黃連春。活血解毒法治療免疫性不孕 38 例 [J]，2010

[56] 姚伊，王華。補腎活血湯治療女性血清抗精子抗體陽性不孕 56 例療效觀察 [J]，2008

[57] 鍾曉玲，張忠，鄭慶元等。補腎祛瘀法治療免疫性不孕 70 例 [J]，2009

[58] 齊丹，談勇。中醫藥在多囊卵巢症候群助孕治療中的優勢 [J]，2008

[59] 魏煊。中西醫結合治療多囊卵巢症候群所致不孕的臨床觀察 [J]，2008

[60] 韓雲清。中西醫結合促排卵方案治療多囊卵巢症候群不孕的療效比較 [J]，2008

[61] 沈芳華。輸卵管炎性不孕的現代中醫文獻研究 [D]，2009

[62] 王肖鳳，朱虹。輸卵管阻塞性不孕外治法近況 [J]，1998

[63] 姜麗娟。張良英教授助孕方治療輸卵管阻塞性不孕的臨床觀察 [J]，2010

[64] 陳放文。加味逍遙散治療輸卵管阻塞性不孕 54 例 [J]，2010

# 參考文獻

[65] 劉雅超，劉旭，白鴻源。滌腸湯治療輸卵管阻塞不孕250例療效觀察 [J]，2009

[66] 陳修園。女科要旨 [M]，1982

[67] 李廷。金匱要略廣注 [M]，1996

[68] 吳謙。醫宗金鑑 [M]，1973

[69] 曹家達。金匱發微 [M]，2007

[70] 李惠治。經方傳真：胡希恕經方理論與實踐 [M]，1994，267。

[71] 黃煌。經方的魅力——黃煌談中醫 [M]。北京：人民衛生出版社，2006

[72]《中醫病症診斷療效標準》[M]，1994

[73] 曹澤毅。婦產科學 [M]，2008

[74] 後山尚久。溫經湯對排卵障礙和月經週期異常者 LH 的調節作用 [J]，2001

[75] 白宣英。溫經湯對趨化因子 CINC 的作用 [J]，2001

[76] 張麗娟。溫經湯對垂體濾泡星狀細胞分泌 CINC 的影響 [J]，2001

[77] 劉強，硃紅霞等。溫經湯、艾附暖宮丸藥理作用的比較研究 [J]，1995

[78] 劉豔芹。月經病虛寒證 I/II 型 T 淋巴細胞、生殖激素水平的變化及《金匱要略》溫經湯對其影響 [D]，2008

[79] 趙益霞。溫經湯加減治療排卵障礙性不孕療效觀察 [J]，2008

[80] 史宇廣，單書健。當代名醫臨證精華（不孕專輯）[M]，1992

[81] 陳武山。現代名中醫不孕不育診治絕技 [M]，2004

[82] 李應壽。華占福婦科醫論醫案醫方集 [M]，2000

[83] 劉洪祥。婦科醫案 [M]，1986

[84] 陳羽雁，陳訓梅。溫經湯配合穴位埋線治療痛經 68 例 [J]，2012

[85] 陶勇軍。溫經湯治療乳腺增生症 45 例 [J]，2011

[86] 王炯輝，康志媛。溫經湯結合西藥治療慢性盆腔炎臨床觀察 [J]，2014

[87] 郭建芳，楊晉敏，石萍等。金匱溫經湯治療衝任虛寒型圍停經期功血 80 例 [J]，2014

[88] 毛科。溫經湯治療婦人雜病驗案舉隅 [J]，2015

[89] 王國才。運用金匱溫經湯治療久瀉驗案感悟 [J]，2015

[90] 浦應。應用《金匱要略》溫經湯治療繼發性閉經 36 例臨床小結 [J]，2000

[91] 陳玲名。溫經湯治療原發性痛經的臨床經驗 [J]，2015

[92] 郭曉娜。溫經湯臨床應用體會 [J]，2016

# 參考文獻

[93] 張夏。溫經湯在內科頭痛中的運用 [J]，1995

[94] 關芳芳，王付。王付教授經方合方辨治運動疾病 [J]，2014

[95] 管雋。黃煌運用溫經湯治療婦科疾病經驗舉隅 [J]，2007

[96] 劉麗偉。《金匱要略》溫經湯臨床應用心得 [J]，2010

[97] 李衛青。運用溫經湯治療婦科疾病舉隅 [J]，2014

[98] 蔡柏岑，石賀元。溫經湯治療婦科病舉隅 [J]，2014

[99] 張婷婷，王琳。多囊卵巢症候群治療進展 [J]，2012

[100] 陳慶雲，張小燕。子宮肌瘤發病機制研究進展 [J]，2012

[101] 何敏，李飛範，蔡平平。中西醫診治子宮肌瘤簡況 [J]，2015

[102] 呂文君，吳靜，陸為民。淺析久瀉之辨治 [J]，2010

[103] 祖昌。溫經湯聯合穴位敷貼及超短波治療糖尿病周圍神經病變的臨床效果觀察 [J]，2014

[104] 龐國明，閆鏞，朱璞等。糖尿病周圍神經病變中醫診療規範初稿 [J]，2010

[105] 馬家駒，張廣中。經方治療蕁麻疹探討 [J]，2013

[106] 鄒宏超，付香蓮。黃褐斑病因及發病機制研究進展 [J]，2010

[107] 馮琳，李影。雀斑產生原因及基於中藥方劑理療的診治探究 [J]，2014

[108] 劉勝忠。溫經湯應用 3 例 [J]，2014

[109] 沈璐，陳科力。中醫藥治療脫髮的研究與分析 [J]，2011

[110] 楊家福。中醫對銀屑病研究治療的新進展 [J]，2011

[111] 溫桂榮。溫經湯治療雜病探微 [J]，2016

[112] 陰健，郭力弓。中藥現代研究與臨床應用 [M]，1994

[113] 高天旭，韋大文，徐江雁等。高體三教授治療痹症臨床對藥運用之闡微 [J]，2012

[114] 吳儀洛。本草從新 [M]，2001

[115] 朱步先，朱勝華，蔣熙等。朱良春用藥經驗集 [M]，2010

[116] 尚志鈞。神農本草經校注 [M]，2008

[117] 楊淑雯，羅頌平。金匱溫經湯現代臨床運用文獻研究 [J]

[118] 王付，王林玉。桂枝茯苓丸方證思考與探索 [J]，2016

[119] 汪紅，顧勤。膠艾湯用藥特點及對後世組方的啟示 [J]，2001

[120] 臧海洋，尹哲。當歸芍藥散證治述要 [J]，2014

[121] 何任。溫經湯論 [J]，2010

[122] 王付。運用溫經湯方證的若干問題 [J]，2009

[123] 張須學，王書梅。《金匱要略》中活血化瘀方劑作用探析

# 參考文獻

[124] 劉軍，詹志明。《金匱要略》女科方運用舉隅 [J]，2006

[125] 成秀梅，杜惠蘭，李丹等。溫經湯對寒凝血瘀模型大鼠卵巢舒—縮因子的影響 [J]，2009

[126] 徐丁潔，杜惠蘭，成秀梅等。加減溫經湯對寒凝血瘀模型大鼠卵巢氧化損傷的影響 [J]，2012

[127] 成秀梅，杜惠蘭，李丹。加減溫經湯對寒凝血瘀模型大鼠卵巢功能的影響 [J]，2006

[128] 成秀梅，杜惠蘭，李丹等。溫經湯對寒凝血瘀模型大鼠卵巢血紅素氧合酶表達的影響 [J]，2011

[129] 徐丁潔，成秀梅，杜惠蘭等。加減溫經湯對寒凝血瘀模型大鼠子宮內膜 ER、PR 表達的影響 [J]，2012

[130] 李丹。寒凝血瘀證模型大鼠 IL-1β、TNF-α 的變化與卵巢功能的關係及加減溫經湯對其影響 [D]，2006

[131] 吳凡，賈汝漢。肉桂提取物的藥理作用研究進展 [J]，2012

[132] 文麗梅，馬超英，佘德林等。吳茱萸的化學成分和藥理作用研究進展 [J]，2012

[133] 趙雷嬌，王海峰，趙丹奇等。當歸化學成分的分離與鑑定 [J]，2013

[134] 李鴻賓。牡丹皮酚的藥理作用研究進展 [J]，2008

[135] 李文豔，黃山君，王瑞。中藥白芍的藥理作用和品質控制研究進展 [J]，2012

[136] 張曉琳，徐金娣，朱玲英等。中藥川芎研究新進展 [J]，2012

[137] 朱善嵐，黃品芳，王友芳。莪朮的藥理作用研究進展 [J]，2007

[138] 孔陽，葛妍。牛膝多糖的藥理作用概述 [J]，2011

[139] 徐丁潔等。溫經湯對婦科虛寒證模型大鼠卵巢能量代謝的影響 [J]，2013

[140] 吳洪軍等。溫經湯對於大白鼠卵巢雌二醇、孕酮分泌影響的研究 [J]，1903

[141] 陸一竹、王學嶺等。溫經湯對寒凝血瘀證大鼠模型血液流變學指標的影響 [J]，2011

[142] Terawaki K. 溫經湯對促腎上腺皮質素釋放因子誘導的自發運動量的影響 [J]，2006

[143] 坂本能基。溫經湯對腦下垂體濾泡星狀細胞分泌 CINC 的影響 [J]，2001

[144] UshiroyamaT. 溫經湯對年輕女性無排卵月經週期中垂體促性腺激素的分泌和排卵的影響 [J]，2001

[145] 李紅梅，馬志毅。溫經湯加減治療痛經 46 例 [J]，2010

[146] 黃浩。溫經湯加減治療痛經 32 例 [J]，2010

[147] 張利梅。溫經湯加減治療痛經 48 例 [J]，2008

# 參考文獻

[148] 徐曉美。溫經湯配合艾灸神闕穴治療原發性痛經 43 例 [J]，2009

[149] 江志揚。溫經湯加減治療月經不調腎虛血瘀型臨床觀察 [J]，2010

[150] 馬曉梅，穆齊金。金匱溫經湯治療更年期症候群 30 例臨床觀察 [J]，2008

[151] 周淑萍。溫經湯加通液術治療輸卵管阻塞性不孕 [J]，2008

[152] 劉濤。溫經湯加減治療不孕症 10 例 [J]，2007，(15)：64

[153] 王彩清。溫經湯在婦科病中的臨床應用體會 [J]，2008

[154] 石琉，梁嬋。溫經湯防治奧沙利鉑神經毒性反應的臨床觀察 [J]，2010

[155] 章淑紅。溫經湯臨床應用舉隅 [J]，2010

[156] 梁開發。溫經湯加減治療雷諾氏症候群 23 例 [J]，2004

[157] 魏家亭，賀子寧。溫經湯治療虛寒性胃脘痛 [J]，2011

[158] 趙淑豔，趙德柱。溫經湯治療精索靜脈曲張不育症 30 例 [J]，2005

[159] 張利利，馬文俠。淺談金匱溫經湯之異病同治 [J]，2008

[160] 胡則林。黃元御溫經湯的臨床運用 [J]，2015

[161] 劉渡舟。談溫經湯的方義 [J]，1980

[162] 李翔，鄒志東。高忠英運用溫經湯治療內科雜病舉隅 [J]，1999

[163] 王付。溫經湯臨床應用札記 [J]，2009

[164] 安佳岐，王程秀，陳學梅。溫經湯新用 [J]，2009

[165] 葉春年，劉樹民。溫經湯治療婦科疾病的用藥特點 [J]

[166] 于惠青，于俊生。溫經湯方證探析 [J]，2003

[167] 馬曉梅，穆齊金・金匱溫經湯治療更年期症候群 30 例臨床觀察 [J]，2008

[168] 夏錦堂・金匱要略研究 [M]，2005

[169] 王綿之・王綿之方劑學講稿 [M]，2005

[170] 夏桂成・實用婦科方劑學 [M]，1997

[171] 齊放，王秀娟。溫經湯之我見 [J]，2007

[172] 楊潔，朱穎。從《金匱要略》溫經湯探討張仲景學術思想 [J]，2008

[173] 徐群。針灸配合溫經湯治療月經不調 96 例療效觀察 [J]，2009

[174] 王和平，王闖閆，景東等。溫經湯在皮膚科中的應用 [J]，2014

[175] 殷迪，牛松青。痤瘡的病因及治療進展 [J]，2009

[176] 危兆章，李豔。溫經湯治療女性厥陰寒閉血瘀型不寐的臨床研究 [J]

[177] 郭惠，楊雲，王昌利。吳茱萸鹼藥理研究進展 [J]，2010

## 參考文獻

[178] 張明發，沈雅琴。肉桂的藥理作用及溫裡功效 [J]，1995

[179] 沈映君。中藥藥理學 [M]，2000

[180] 張勝，吳春福等。半夏瀉心湯藥理研究最新進展 [J]，2001

[181] 秦聽。益腎溫經湯對腎陽虛型排卵障礙大鼠下視丘－腦下垂體－靶腺軸影響的研究 [J]，2010

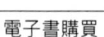

國家圖書館出版品預行編目資料

溫經湯：婦科溫補精華 / 楊建宇，王東紅，姜麗娟 主編 . -- 第一版 . -- 臺北市：崧燁文化事業有限公司，2025.02
面；　公分
POD 版
ISBN 978-626-416-291-3( 平裝 )
1.CST: 婦科 2.CST: 中醫 3.CST: 婦女健康
413.61　　114000804

# 溫經湯：婦科溫補精華

主　　　編：楊建宇，王東紅，姜麗娟
發 行 人：黃振庭
出 版 者：崧燁文化事業有限公司
發 行 者：崧燁文化事業有限公司
E - m a i l：sonbookservice@gmail.com
粉 絲 頁：https://www.facebook.com/sonbookss/
網　　　址：https://sonbook.net/
地　　　址：台北市中正區重慶南路一段 61 號 8 樓
8F., No.61, Sec. 1, Chongqing S. Rd., Zhongzheng Dist., Taipei City 100, Taiwan
電　　　話：(02) 2370-3310　　傳　　真：(02) 2388-1990
印　　　刷：京峯數位服務有限公司
律師顧問：廣華律師事務所 張珮琦律師

-版權聲明

本書版權為中原農民出版社所有授權崧燁文化事業有限公司獨家發行繁體字版電子書及紙本書。若有其他相關權利及授權需求請與本公司聯繫。
未經書面許可，不可複製、發行。

定　　　價：480 元
發行日期：2025 年 02 月第一版
◎本書以 POD 印製
Design Assets from Freepik.com